基层医师处方治疗手册

主　编
王承明

编著者
于俊颖　马丽华　王　霞　邓　敏　白雅君
关　卓　孙　钢　孙立平　宋　伟　宋家君
李　颖　李春瑞　单禹铭　侯双艳　赵雪如
　　　　夏　斌　高献东　刘玉果

金盾出版社

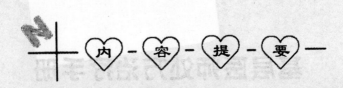

内-容-提-要

本书为基层医师提供了治疗呼吸科、心内科、消化科、泌尿科、血液科、内分泌科、风湿免疫科、神经科、外科、妇产科、儿科、男科、耳鼻咽喉科、皮肤科、传染科等各科常见病概述、西药处方、中药及康复处方。手册针对品种繁多的药物和疾病,提出了治疗的最佳处方,包括首选药物、次选药物、药物剂量、用法用量、不良反应、禁忌证等。本书内容经典、简明实用,适用于基层全科医师、临床医师和医学院校师生阅读参考。

图书在版编目(CIP)数据

基层医师处方治疗手册/王承明主编.—北京:金盾出版社,2016.6(2019.10 重印)

ISBN 978-7-5186-0774-7

Ⅰ.①基… Ⅱ.①王… Ⅲ.①处方—手册 Ⅳ.①R451-62

中国版本图书馆 CIP 数据核字(2016)第 018884 号

金盾出版社出版、总发行

北京太平路 5 号(地铁万寿路站往南)

邮政编码:100036 电话:68214039 83219215

传真:68276683 网址:www.jdcbs.cn

三河市双峰印刷装订有限公司印刷、装订

各地新华书店经销

开本:850×1168 1/32 印张:8.25 字数:207 千字

2019 年 10 月第 1 版第 3 次印刷

印数:6 001~9 000 册 定价:25.00 元

(凡购买金盾出版社的图书,如有缺页、倒页、脱页者,本社发行部负责调换)

前　言

　　基层医师包括在各地县医院、乡医院、村卫生所、社区服务站（包括社区医生和全科医生）、个体诊所（包括乡村诊所）的全科医生。他们是我国实现世界卫生组织提出的"21世纪人人享有卫生保健"全球卫生战略工作在基层、人数多、分布广的医师队伍。他们是战斗在保卫人民健康最前沿的医务人员，也是最重要的健康卫士。

　　随着医药科学技术的迅速发展，大量新的药物不断涌现并应用于临床，加上过去原有的众多药物，如何针对患者的具体病情，开出高效而安全的药物处方，是基层医师日常工作迫切需要掌握的内容。为此，我们编写了《基层医师处方治疗手册》一书，旨在协助基层医师科学合理地选择最佳治疗方案，避免用药不当给患者造成不必要的伤害，从而进一步提高医疗水平。

　　本书共分十五个部分，按科分类，每科常见病都按西药处方、中药处方及康复处方进行阐述，分别介绍了治疗每种疾病的首选药物、次选药物、药物剂量、用法用量、不良反应、禁忌证及对处方的注释，方便医师迅速抓住用药重点，使患者得到最佳的治疗方案。

　　本书内容全面，简明扼要，编排规范，具有很强的权威性和实用性，是广大基层医师和药师必备的重要参考书。

本书内容涉及面广泛，编者参阅和借鉴了许多优秀书籍和文献资料，并得到了有关专家的帮助，在此一并向他们致谢。书中若有疏漏或不妥之处，敬请广大读者批评指正。

编　者

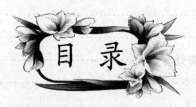

目　录

一、呼吸科常见病处方

感　冒

感冒是一种自愈性疾病,总体上分为普通感冒和流行感冒。

普通感冒:又称上呼吸道感染,简称上感。中医称普通感冒为"伤风",是由多种病毒引起的一种呼吸道常见病,其中30％～50％是由某种血清型的鼻病毒引起。成人每年发生2～4次,儿童发生率更高,每年6～8次。全年皆可发病,冬春季较多,不同季节感冒的致病病毒并非完全一样。普通感冒起病较急,早期症状有咽部干痒或灼热感、打喷嚏、鼻塞、流涕,开始为清水样鼻涕,2～3日后变稠;可伴有咽痛;一般无发热及全身症状,或仅有低热、头痛。一般经5～7日痊愈。

流行性感冒:简称流感,中医称"时行感冒",属于"外感"之病,病变在表卫与肺经,是由流感病毒引起的急性呼吸道传染病。病毒存在于患者的呼吸道中,在患者咳嗽、打喷嚏时经飞沫传染给别人。其临床表现以发热、头痛、咳嗽、全身不适和呼吸道黏膜炎症为特征;重症患者可出现虚脱、急性气管-支气管炎、肺炎,甚至死亡。

1.西药处方

处方1:新康泰克,口服,每次1粒,每日2次。

本处方适用于普通感冒、流行性感冒引起的上呼吸道症状和鼻窦炎、花粉症所致的各种症状,特别适用于缓解上述疾病的早期临床症状,如打喷嚏、流鼻涕、鼻塞等症状。新康泰克的主要成分是盐酸伪麻黄碱和马来酸氯苯那敏,成人每12小时服1粒,24小时内不应超过2粒,疗程不超过5日。服药期间不得驾驶机、车、船、从事高空作业及操作精密仪器。

处方2:对乙酰氨基酚(扑热息痛)片,口服,每次1～2片,每日2～3次。

本处方适用于普通感冒或流行性感冒引起的发热、头痛。本处方用于解热连续使用不超过3日,用于镇痛不超过5日。服用本品不能同时服用其他解热镇痛药品。当然,也可用含有此药为基本成分的复合制剂,如感冒清胶囊、速效伤风胶囊、康必得、白加黑感冒片、日夜百服宁、泰克、小儿速效感冒颗粒、护彤、小儿氨酚黄那敏颗粒、感康、快克胶囊、三九感冒灵等。

处方3:阿尼利定(安痛定)注射液,肌内注射,每次2毫升。

本处方适用于紧急发热时的解热、发热时的头痛。对发热较高的感冒患者可先注射阿尼利定(安痛定),在解除高热症状后再对因治疗。在应用本品无明显效果时,应改用其他方法治疗,避免盲目大量应用本品。肌内注射前应向患者询问是否有吡唑酮类或巴比妥类药物过敏史,有过敏史者应避免使用本品,过敏性体质者也应慎用。

2. 中药处方

(1)中成药处方

处方1:风寒感冒颗粒,口服,每次1包,每日2次。

本处方适合于风寒感冒,其主要症状有发热、恶寒、头痛、无汗、鼻塞声重、打喷嚏、流清涕、喉痒咳嗽、骨节酸痛、口不渴、舌苔薄白、脉象浮紧等。不宜在服药期间同时服用滋补性中成药。治疗风寒感冒还可选择其他祛风散寒的中成药,如九味羌活丸、参苏理肺丸、通宣理肺丸、感冒清热颗粒、感冒软胶囊(水)、感冒退热片、荆防颗粒、散寒解热口服液、柴连口服液等,具体按说明书服用。

处方2:双黄连口服液,口服,每次20毫升,每日3次。

本处方适合于风热感冒,其主要症状有发热、头痛、微恶风寒、自汗、鼻塞无涕、咽喉痛、咳嗽、痰稠黄、口渴、舌红苔薄白微黄,脉象浮数等。治疗风热感冒较简单,可选择一种清热解毒的中成药,如银翘解毒丸(片)、桑菊感冒片、复方板蓝根冲剂、柴胡口服液、羚羊感冒片、羚翘解毒片(丸)、桑菊银翘散、复方穿心莲片等,具体按说明书服用。

(2)中药方剂

处方1:银翘香薷饮。香薷6克,金银花15克,连翘12克,青蒿12克,板蓝根15克。每日1剂,水煎2次,不宜久煎,分2次温服取汗。

本处方功效是发表解暑,清热解毒。用于治疗夏季流感暑湿证。方中香薷辛温芳香,能解表散寒,祛暑利湿;青蒿清泻暑热;板蓝根、金银花、连翘清热解毒,且能防治并发细菌感染。

处方2:风热合剂。柴胡20克,黄芩20克,板蓝根60克,蒲公英60克,羌活20克,生甘草10克。制成煎剂200毫升,日服3～4次,每次50毫升。

本处方功效是解表清热解毒。用于治疗风热型感冒。风热合剂是小柴胡汤去人参、大枣、生姜、半夏,加羌活、蒲公英、板蓝根组成。临床经验:风热合剂对风热感冒或同时伴有少阳证者效果较好,其退热速度比银翘散快。并且,柴胡、黄芩若按照小柴胡汤的柴胡12克,黄芩9克,疗效不够理想,加至现方用量时,才能取得明显疗效。

处方3:暑令感冒合剂。香薷6～10克,藿香10克,佩兰10克,厚朴10克,炙枇杷叶12克,鸭跖草15克。每日1剂,加水浸泡30分钟,武火煎煮10分钟,滤取药液。每剂煎2次,口服。若入暮高热不退,可酌情加服1剂,分2次煎服。

本处方功效是发表解暑,除湿清热。用于治疗夏季感冒,高热头痛,胸脘痞闷,身重体痛,或咳嗽咽痛,或身痛无汗,舌苔薄腻微黄,脉象濡数。本方系黄连香薷汤加减化裁而成,其中香薷、藿香、佩兰、厚朴解暑除湿,枇杷叶清肺,鸭跖草清热利湿,为暑季感冒的常用方药。

处方 4:荆防疏表汤。荆芥 10 克,防风 10 克,秦艽 10 克,前胡 6 克,紫苏叶 6 克,薄荷 6 克,甘草 3 克。每日 1 剂,水煎 2 次,分 2 次服用。

本处方功效是祛风寒,解表邪。用于治疗感冒风寒型。方中荆芥、防风、秦艽等都有解热镇痛和抗过敏作用,对感受风寒,周身疼痛有较好疗效。本方有一定发汗作用,对小儿和老年人虚弱者应注意防止出汗过多。

3. 康复处方

(1)姜糖水:生姜(带皮)5 片,葱白 15 克,红糖 15 克。先将生姜、葱白放在烧热的铁锅炒片刻,再加入适量水和红糖,煮沸 3 分钟即成。趁热一气服下。对于轻型风寒感冒患者,往往可以药到病除。这种方法最常用于御寒防感冒,如在寒夜久行、落水救起、突遭雨淋时,及时喝一碗生姜红糖水,汗出身暖,浑身舒畅,常常可以达到预防目的。服后最好睡卧盖被取汗,避免风寒。

(2)萝卜姜汁蜂蜜饮:白萝卜 1 根,生姜半块,蜂蜜适量。将白萝卜洗净,切碎,榨出半茶杯萝卜汁,再把生姜捣碎,榨出少量姜汁,加入萝卜汁中,然后加入适量蜂蜜,拌匀后冲入沸水当饮料喝,每日 3 次,连服 2 日。白萝卜止咳化痰,还可以补肾益气,缓解咳嗽。生姜性温,具有温肺止咳驱寒的功效。蜂蜜则有补肺的作用。三者合用可清热、解毒、驱寒,防治感冒。

(3)草鱼汤:草鱼肉 150 克,生姜片 25 克,米酒 100 克。用半碗水煮沸后,放入鱼肉片、姜片及米酒共炖约 30 分钟,加食盐调味。趁热服用,卧床盖被取微汗,每日 2 次。注意避风寒。解表散寒,祛风止痛。适用于伤风感冒。

(4)足部药浴:防风 60 克,紫苏叶 60 克,艾叶 60 克,白术 60

克,葱白3段。将上药加清水2000毫升,煮沸10分钟,取药液倒入盆中,温度以能耐受为度,双足浸泡在药液中15～30分钟,待周身有微汗出时,用干毛巾擦干双足,注意保暖,每晚睡前1次,洗后入睡。

(5)香熏:橘子叶30克,生姜12克,葱白10克,薄荷叶20克。全部加水煮沸后,注入玻璃或瓷质的脸盆中,以大浴巾将整个头部及脸盆覆盖,闭上眼睛,用口、鼻交替深呼吸,维持5分钟,以吸入通过热蒸气释放出的香熏药物精华,用于治疗感冒。

慢性支气管炎

慢性支气管炎是气管、支气管黏膜及其周围组织的慢性非特异性炎症,多发于中年以上,病程缓慢,一般超过2个月,并连续两年以上发病。主要表现为咳嗽、咳痰,甚至喘鸣,尤以晨起明显,痰呈白色黏液泡沫状,不易咳出,在晚期可合并肺气肿、肺源性心脏病等严重并发症。多在冬季发作,春暖后缓解,晚期炎症加重,长年发作,不分季节。慢性支气管炎多由急性支气管炎、流感或肺炎等急性呼吸道感染转变而来。另外,慢性支气管炎与大气污染、吸烟、感染及过敏有关。

1. 西药处方

处方1:

异丙托品气雾剂,吸入,每次40～80微克,每日3次。

罗红霉素,口服,每次150毫克,每日1次。

本处方适合于缓解期用药。慢性支气管炎缓解期主要应用支气管扩张药,多主张在吸入异丙托品的基础上,根据病情的轻重分别加用 β_2 受体激动药和氨茶碱缓释药。

慢性支气管炎用小剂量罗红霉素,必须连续用2～3个月,这样才能有效地消除支气管上的顽固性菌膜（细菌团），以达到远期控制效果。

处方2：

罗红霉素，口服，每次150毫克，每日2次。

可必特，每次2喷，每日4次。

本处方适合于急性发作期用药。药物治疗的基本方法如下：

（1）抗感染药＋祛痰镇咳平喘药。在急性发作期及迁延期控制感染时，最理想的方法是根据痰菌培养和药敏试验结果选择有效的抗生素，根据病情严重程度选择用药方法。在细菌培养和药物敏感结果明确前，可先给予经验性治疗，其抗菌谱应覆盖常见的流感杆菌、肺炎链球菌、支原体、病毒等病原体。一般选用新型大环内酯类，如罗红霉素、克拉霉素、阿奇霉素等。如能培养出致病菌，可按药敏试验选用抗生素。

（2）可必特为异丙托品和沙丁胺醇的复合制剂，起效快，疗效显著，且作用持久。如以上药物未能解除气道阻塞，可加用倍氯米松气雾剂每次0.2毫克，每日3次，喷雾吸入。

（3）对于慢性支气管炎急性发作的患者，应在抗感染同时应用祛痰药，促使痰液排出，防止痰液滞留体内致使呼吸道内微生物滋生，引起炎症恶化和扩散，防止继发性感染。常用药物及用法：羧甲司坦每次口服0.5克，每日3次；溴己新每次口服8～16毫克，每日3～4次；糜蛋白酶雾化吸入，每次5毫克。

2. 中药处方

（1）中成药处方：固本咳喘胶囊。口服，每次3粒，每日3次。连续服用3个月为1个疗程。

本处方适合于慢性支气管炎迁延期，辨证属肺肾两虚、痰浊阻肺，症见咳嗽、咳白色泡沫痰，气喘，自汗，恶风，食欲缺乏，饭后腹胀、便溏，或动则气短，腰酸肢软，咳则遗尿，夜尿增多，舌质淡或淡胖，苔薄白，脉滑或缓者。本品仅用于慢性支气管炎缓解期，发作期不宜服用。服药期间,若患者发热体温超过 38.5℃,或出现喘促气急者,或咳嗽加重、痰量明显增多者,应去医院就诊。

(2)中药方剂

处方 1:归芍地龙汤。当归 10 克,桃仁 10 克,赤芍 10 克,地龙 10 克,丹参 15 克,川芎 5 克。上剂煎取汁 200 毫升,每日分早晚 2 次服。4 周为 1 个疗程。

本处方功效是活血化瘀。用于治疗老年性慢性支气管炎迁延期喘息型,症见咳嗽,咳痰,喘促,唇甲色暗,舌质暗滞,舌底静脉瘀滞。活血化瘀之方具有调节机体免疫功能,改善微循环,降低血黏度等作用。所以,用活血化瘀之法结合辨证,治疗老年性慢性支气管炎迁延期喘息型,可取得较好疗效。若治疗期间,因外感而出现咳、痰、喘加剧,或伴有发热,有急性发作期表现者,非本方所宜,不属于治疗范围。

处方 2:小青龙汤。炙麻黄 10 克,桂枝 10 克,白芍 10 克,半夏 10 克,干姜 2.5 克,细辛 3 克,五味子 10 克,甘草 10 克。水煎服。每日 1 剂,分 2 次服。7 日为 1 个疗程。

本处方功效是解表散寒,温肺化饮。用于治疗慢性支气管炎急性发作。本方具有解痉平喘、抗过敏、抗炎及祛痰等方面的作用。无论是慢性支气管炎,或是支气管哮喘,凡属寒饮伏肺或由外邪引动者,本方治疗效果均佳。本方忌烟,注意休息,避免感冒。

3. 康复处方

(1)芡实百合粥:芡实 50 克,百合 20 克,加大米适量,煮粥食。

(2)敷穴法:白胡椒 7 粒,桃仁 7 粒,杏仁 7 粒,栀子 6 克,研细末,用鸡蛋清调匀,睡前敷足心。

(3)腹式呼吸法:用鼻吸气,吸气时尽力挺腹,胸部不动。用口呼气,呼气时口唇收缩,胸向前倾,尽力收腹将气呼出。要求缓呼深吸,吸与呼之比为 1:2 或 1:3,每分钟呼吸速度保持在 7~8 次,每次练习 10~20 分钟,每日练习 2~3 次,坚持练习成为习惯,可改善肺通气功能。

支气管哮喘

支气管哮喘简称哮喘,是一种慢性呼吸道疾病,类似于支气管炎和肺气肿,是由多种细胞包括气道的炎症细胞和结构细胞(如嗜酸性粒细胞、肥大细胞、T淋巴细胞、嗜中性粒细胞、平滑肌细胞、气道上皮细胞等)和细胞产物参与的气道慢性炎症性疾病。这种慢性炎症可导致气道高反应性,通常出现广泛多变的可逆性气流受限,并引起反复发作性的喘息、气急、胸闷或咳嗽等症状,常在夜间和(或)清晨发作、加剧,多数患者可自行缓解或经治疗后缓解。本病有季节性发病或季节性加重的特点,常先有打喷嚏、咽喉发痒、胸闷等先兆症状,如不及时治疗可迅速出现哮喘。本病可以分为发作期和缓解期,发作期有气急、哮鸣、咳嗽、咳痰,甚至张口抬肩、难以平卧,每次发作时间可由几小时到数日;缓解期可有神疲乏力、心悸气短等症状。

1. 西药处方

处方1:特布他林片,饭后口服,每次2.5毫克,每日3次。

本处方适合于支气管哮喘,慢性支气管炎,肺气肿和其他伴有支气管痉挛的肺部疾病,为急性发作期用药。口服给药剂量应个体化。成人:开始1~2周,每次1.25毫克(半片),每日2~3次。以后可加至每次2.5毫克(1片),每日3次。儿童:按体重每次0.065毫克/千克(但一次总量不应超过1.25毫克),每日3次。长期应用可产生耐受性,疗效降低。除了特布他林,尚有沙丁胺醇、丙卡特罗、班布特罗等。

处方2:倍氯米松气雾剂,喷雾吸入,每次0.2毫克,每日3次。

本处方适合于治疗和预防支气管哮喘及过敏性鼻炎,为缓解期用药。无论对成人或儿童,均可对剂量进行调整,直至症状得到控制;或根据个体反应将剂量调节至最低有效剂量。成人一般每次0.05～0.1毫克,即1～2喷,每日3～4次。重症患者用全身性糖皮质激素控制后再用本品治疗,每日最大量不超过1毫克(20喷)。儿童用量按年龄酌减,每日最大量不超过0.4毫克(8喷)。症状缓解后逐渐减量。用药后应在哮喘控制良好的情况下逐渐停用口服糖皮质激素,一般在本品治疗4～5日后慢慢减量停用。

2. 中药处方

(1)中成药处方

处方1:百令胶囊,口服,每次5～15粒,每日3次。

本处方功效是补肺肾,益精气。适用于肺肾两虚引起的咳嗽,气喘,咯血,腰背酸痛;为慢性支气管炎、慢性肾功能不全的辅助治疗。本品宜饭前服用。凡阴虚火旺,血分有热,胃火炽盛,肺有痰热,外感热病者禁用。

处方2:寒喘丸,口服,每次3～6克,每日2～3次,小儿用量酌减。

本处方功效是止咳定喘,发散风寒。用于咳嗽痰盛,哮喘不止,咽喉不利,夜卧不宁。忌食寒凉生冷。如药后哮喘减轻,但未完全平复者,可先用苏子降气丸,继用六君子丸。备选中成药可用麻黄止嗽丸、小青龙冲剂,或配合用定喘膏贴敷肺俞穴。

处方3:橘红丸,每次1～2丸,空腹温开水送服,每日2次。

本处方功效是清肺,化痰,止咳。用于痰热咳嗽,痰多,色黄黏稠,胸闷口干。病重者可加服猴枣散,每次0.3克,每日2次。备选中成药可用清气化痰丸、泻白丸、止嗽定喘丸。

(2)中药方剂

处方1:玉涎丹。蛞蝓20条,浙贝母15克。将蛞蝓洗净并切碎,浙贝母研成粉末,拌匀,制成绿豆大丸子,每次1.5～3克,每日2次,连服1～3个月或更长时间。

本处方功效是清热化痰定喘。用于治疗支气管哮喘,痰多,口干、舌红苔黄腻者。方中蛞蝓清肺经痰热,贝母化痰止咳,用于支气管哮喘痰热型者。

处方 2:加味麻杏薏甘汤。麻黄 9 克,杏仁 15 克,薏苡仁 30 克,甘草 6 克。每日 1 剂,水煎分服,2 周为 1 个疗程。

本处方功效是宣肺平喘,化痰止咳,健脾利水。用于治疗支气管哮喘。方中麻黄辛温,入肺经而平喘;杏仁柔润而性降,佐以薏苡仁,健脾清肺;甘草可止咳化痰,和中。

处方 3:白芥子散。白芥子、延胡索、细辛、甘遂各等份。上药共研细粉,用新鲜姜汁调制成 6 个药饼,分别敷贴在颈百劳、肺俞、膏肓穴上,胶布固定,半小时至 2 小时后取下,每日 1 次,6 日为 1 个疗程。

本处方功效是温肺散寒,调经通络,化痰平喘。用于治疗支气管哮喘,症见咳嗽气促,胸闷如窒,咳痰清稀色白或呈涎沫状,遇寒或冬春两季多发,口不渴或渴喜热饮,舌质淡红,苔白或白腻,脉弦滑。本方出自《张氏医通》,原是用于支气管哮喘病的预防,冬病夏治,在三伏天敷贴,可减少冬季发作的可能性。在支气管哮喘发作期敷贴,可以马上止咳平喘,达到与内服药相同的治疗效果。

3. 康复处方

(1)敷穴法:①等量白芥子、细辛、甘遂研末,取适量生姜汁调成糊敷风门、肺俞穴。如果在三伏天,每伏敷 1 次效果更好。②将白矾末 25 克,面粉、米醋各适量,共调匀制成小饼状,烤热后贴敷于足底涌泉穴上,并用纱布包好,24 小时后拿掉,5~7 次为 1 个疗程。

(2)艾灸法:三伏天,用艾条悬灸大椎穴与脊椎两旁的夹脊穴,也可选大椎、肺俞、脾俞、肾俞等穴施灸,穴位上可以敷大蒜或白芥子末。此法可提高机体的抗病能力,预防哮喘发作。

(3)拔罐法:在大椎、肺俞、脾俞、肾俞处拔罐,或者在背部走罐,可以增加免疫力,预防哮喘发作。

（4）胡桃杏仁丸：胡桃肉 200 克，杏仁 100 克，研末后加蜜调制成丸，每丸 5 克。每日 2 次，每次 1 丸。用于恢复期肾虚型患者。

支气管扩张

支气管扩张简称支扩，是由于不同病因引起气道及其周围肺组织的慢性炎症，造成气道壁损伤，继之管腔扩张和变形。其主要原因是：支气管-肺感染所致的支扩和由支气管-肺结核所致的支扩。其他少见原因还有：宿主防御功能缺陷（如原发性纤毛失动症、HIV感染、β 淋巴细胞缺陷、免疫球蛋白缺陷、囊性纤维化），系统性疾病（如结缔组织疾病、炎性肠病、复发性多软骨炎、结节病、黄指甲综合征），其他如支气管异物阻塞、气管支气管肥大症、弥漫性泛细支气管炎。早期轻度支扩可完全无症状，或仅有轻微咳嗽和少量咳痰症状，随着病情进展可出现以下临床常见的症状：①慢性咳嗽、咳痰。继发感染可咳大量脓痰，每日可达数百毫升，排痰难易可与体位有关。②间断咯血。咯血量多少不一，少时痰中带血，多者每口可达数百毫升甚至更多。咯血多发生于继发感染时，但也可以把咯血作为唯一症状，临床上称之为干性支气管扩张。③反复发生下呼吸道感染。轻时咳嗽加重、脓痰增多，痰黏稠不易咳出；重时可以伴有发热、气短、胸痛、食欲减退、乏力、消瘦和贫血。常见的细菌感染多为铜绿假单胞菌、金黄色葡萄球菌、流感嗜血杆菌、卡他莫拉菌、肺炎链球菌等。

1. 西药处方

青霉素，160 万～480 万单位＋生理盐水 100～200 毫升。静脉滴注，每日 2 次或 3 次。

溴己新，口服 16 毫克，每日 3 次。

氯化铵，口服 0.3～0.6 克，每日 3 次。

生理盐水 30 毫升＋α-糜蛋白酶,5 毫克＋庆大霉素 8 万单位。超声雾化,每次 20 分钟,每日 3 次。

本处方适合于支气管扩张。如青霉素无效,可改用氨苄西林每日 2～4 克,有条件最好参考细菌培养及药敏指导用药。抗生素疗程要足,体温降至正常,痰量明显减少一周可考虑停药。

2. 中药处方

(1)中成药处方

处方 1:羚羊清肺丸,口服,每次 1 丸,每日 3 次。

本处方的功效是清肺利咽,清瘟止嗽。用于肺胃热盛,感受时邪,身热头晕,四肢酸懒,咳嗽痰盛,咽喉肿痛,鼻衄咯血,口干舌燥。忌辛辣食物,孕妇忌服。

处方 2:百合固金丸,口服,水蜜丸每次 6 克,大蜜丸每次 1 丸,每日 2 次。

本处方的功效是养阴润肺,化痰止咳。用于肺肾阴虚,燥咳少痰,痰中带血,咽干喉痛。忌烟、酒及辛辣、生冷、油腻食物。服药期间,若患者发热体温超过 38.5℃,或出现喘促气急者,或咳嗽加重,痰量明显增多者,应去医院就诊。

(2)中药方剂

处方 1:五白汤。白毛夏枯草 20 克,白芍 12 克,白及 15 克,白蔹 9 克,白薇 9 克。每日 1 剂,加水 550 毫升,煎至 250 毫升,药渣再加水 350 毫升,煎至 150 毫升,合并 2 次煎汁分 2 次饱腹服。

本处方功效是清热解毒。用于治疗支气管扩张咯血,症见咯血,咳嗽,咳痰,舌红苔薄黄,脉弦数,中医辨证为肝火犯肺。肝火上逆犯肺,内生瘀热,络破出血,故用白毛夏枯草、白蔹清热解毒,祛痰止咳,凉血止血为君;白芍养血敛阴,平抑肝阳为臣;白及收敛止血,消肿生肌为佐;用白薇清热凉血,解毒疗疮,同时引药入血分为使。五药同用,效专力宏,使肝火灭,热毒清,肺络清肃,则咯血、咳嗽诸症消失。

处方 2：清金止血汤。桑白皮 15 克，黄芩 12 克，栀子 10 克，仙鹤草 15 克，侧柏叶 15 克，白及 30 克，川牛膝 12 克，三七粉 6 克。水煎，每日 1 剂，分早晚 2 次服。

本处方功效是清热止血。用于治疗支气管扩张。方中桑白皮、黄芩、栀子清泻肺经火热；仙鹤草、侧柏叶、白及凉血止血；三七散瘀止血，使血止而不留瘀；川牛膝既可活血又可引血下行。诸药合用，具有清泄肺热，凉血止血之功效。结合辨证分型进行加减，使药证更加切合。对重度咯血者，应配合输液，少量输血，酌情使用垂体后叶素等止血药。

3. 康复处方

（1）虎荞汤：虎杖 250 克，金荞麦 100 克，猪肺 1 具。将上药加水炖后去药渣，服汤和肺脏，每日 2～3 次，每剂服 3 日。如无猪肺可用猪五花肉代替。为巩固疗效，可将虎杖 200 克，金荞麦 900 克，水煎服 2～4 周。本方主要用于支气管咯血，一般服 2～3 剂可止血。急性发作时，宜配合抗生素抗感染。

（2）阿胶粳米粥：阿胶 30 克，粳米 100 克，红糖适量。将粳米加水煮粥，粥将熟时，放入捣碎的阿胶，文火炖煮，边煮边搅，稍煮 3～4 沸，加入红糖调味，空腹食，每日 1 次，半个月为 1 个疗程。常食用，对支气管扩张症之咯血，颇为有效。

（3）百合枇杷膏：新鲜百合 300 克，枇杷（去皮、核）100 克，蜂蜜 30 克。百合、枇杷、蜂蜜同置锅内加水拌匀，用文火焖酥，然后用微火炒至不粘手为度，取出冷却。每日 2 次，每次 2 食匙，开水冲服。本方适用于支气管扩张咳嗽、咯血鲜红、口干咽燥者。

（4）猪肺白及散：猪肺 1 具，白及 300 克。将猪肺洗净，切成块状，和白及一同放入锅内。另取一只稍小的铁锅盖紧，以泥封口，锅顶放粳米几粒，文火焙烧至米黄力度，取出猪肺及白及冷却后研末，每次 5～10 克，每日 3 次，粳米汤送服。用于支气管扩张症咯血者，有良好的收敛止血作用，适宜于无咯吐脓臭腥味疾病者。

肺 炎

肺炎是指终末气道、肺泡和肺间质的炎症,可由病原微生物、理化因素、免疫损伤、过敏及药物所致。临床上通常以发热、寒战、胸痛、咳嗽和咳脓痰为其特征。X线胸片上至少有一处不透光阴影。引起肺炎的病原很复杂,包括细菌、病毒、支原体等多种,其中由肺炎球菌引起的肺炎最为常见。

1. 西药处方

处方1:青霉素 G 80 万单位,肌内注射,每日 2 次(皮试后)。

本处方适合于肺炎链球菌感染引起的肺炎。成人常用量:肌内注射,每日 80 万～200 万单位,分 3～4 次给药;静脉滴注,每日 200万～1 000 万单位,分 2～4 次给药。小儿常用量:肌内注射,2.5 万单位/千克,每 12 小时 1 次给药。静脉给药,每日 5 万～20 万单位/千克,分 2～4 次。青霉素是一种高效、低毒、临床应用广泛的重要抗生素。青霉素类抗生素的毒性很小,由于 β-内酰胺类作用于细菌的细胞壁,而人类只有细胞膜无细胞壁,故对人类的毒性较小,除能引起严重的变态反应(过敏反应)外,在一般用量下,其毒性不甚明显。使用该品必须先做皮内试验。

处方2:哌拉西林注射剂,每次 4 克,加入 5%葡萄糖注射液 500毫升中,静脉滴注,每日 3 次。

本处方适合于革兰阴性杆菌引起的肺炎。哌拉西林(氧哌嗪青霉素)对革兰阴性杆菌有较强抗菌作用,如大肠埃希菌、枸橼酸杆菌属、肺炎克雷伯杆菌、肠杆菌属、奇异变形杆菌、沙雷菌属、假单胞菌属、流感嗜血杆菌等;对革兰阳性菌,如肺炎球菌、葡萄球菌及厌氧菌等也有效。

如果是铜绿假单胞菌引起的肺炎,可用作用更强的特治星(哌拉西林/他佐巴坦），为抗假单胞菌活性广谱青霉素与β内酰胺酶抑制药的联合制剂。支气管扩张症并发肺炎时，铜绿假单胞菌是常见病原体，经验性治疗药物选择应顾及此。除上述推荐药物外，亦有人提倡喹诺酮类联合大环内酯类，据认为大环内酯类易穿透或破坏细菌的生物膜，明显增强喹诺酮类的抗菌效果。

处方 3：阿奇霉素片，口服，每次 0.5 克，每日 1 次。

本处方适合于支原体肺炎轻症患者。阿奇霉素（希舒美）应每日口服给药 1 次，整片吞服，可与食物同时服用。阿奇霉素为新大环内酯类抗生素，对多种致病菌有效，抗菌谱与红霉素相似，主要用于治疗革兰阳性球菌感染，并为肺炎支原体、衣原体和嗜肺军团菌引起感染的首选药。以前多用红霉素，但胃肠反应较大，应用受限，新大环内酯类抗生素患者耐受性较好，而且作用更强。一般疗程 2～3 周。其他新大环内酯类抗生素用于临床的药物尚包括克拉霉素（克拉仙）、罗红霉素（罗力得）等。其共同特点为组织浓度高，半衰期长，不良反应较轻。

治疗支原体肺炎主要用大环内酯类和半合成四环素类抗生素。由于支原体无细胞壁，青霉素类和头孢类等多数抗生素无效。所以，一定要选准药物，否则将延误治疗，并给患者造成经济损失。

处方 4：红霉素注射剂，每次 0.6 克，加入 5% 葡萄糖注射液 500毫升，静脉滴注，每日 2 次。

本处方适合于支原体肺炎重症患者。必要时可加用半合成四环素类。主要症状减轻后可改新大环内酯类抗生素口服。总疗程 20 日左右。

红霉素针剂静脉滴注可引起血栓性静脉炎。肌内注射局部刺激性大，可引起疼痛、硬结，因此不宜肌内注射。

红霉素应先以注射用水溶解，切不可用生理盐水或其他无机盐溶液溶解，因无机离子可引起沉淀。待溶解后则可用等渗葡萄糖注射液或生理盐水稀释供静脉滴注，浓度不宜大于 0.15%，以防血栓性静脉炎的产生。

本品还可出现荨麻疹、药物热等变态反应，可引起肝脏损害，如丙氨酸氨基转移酶升高，出现黄疸等，常于服药10～14日后发生。肝脏病患者慎用。

2. 中药处方

（1）中成药处方

处方1：清气化痰丸，口服，每次6～9克，每日2次。

本处方的功效是清肺化痰。适用于咳嗽，痰黄稠如脓或呈铁锈色痰，胸闷胸痛，口渴心烦，身热多汗，面红鼻翕，舌红，苔黄，脉滑数或弦数。儿童、孕妇、体质虚弱、脾胃虚寒及过敏体质者慎用。忌食辛辣、油腻食物。服药期间，若患者出现高热，体温超过38℃，或出现喘促气急者，或咳嗽加重，痰量明显增多者，应到医院就诊。

处方2：鸡苏丸，口服，每次3～6克，每日3次，7岁以上儿童服成人1/2量，3～7岁儿童服成人1/3量。

本处方的功效是养阴润肺，清热化痰。适用于咳嗽，干咳痰少，咳痰不爽，低热颧红，动则汗出，手足心热，舌红，少苔，脉细数。忌食辛辣油腻食物。

（2）中药方剂

处方1：加减凉膈散。大黄（后下）15克，芒硝（冲服）15克，栀子10克，薄荷6克，黄芩15克，连翘20克，甘草6克。每剂煎300毫升，每日服2次，每6小时服150毫升。

本处方功效是清泻肺热。用于治疗休克型肺炎，症见肺热郁闭，呼吸急促，面色晦暗，发绀，四肢厥冷，胸腹灼热，尿短赤或无尿，大便秘结，舌质红，苔干黄燥，脉象微细欲绝。本方清泻肺热，是治疗休克型肺炎热深厥深的有效方药。本方治疗同时，给予输液补充血容量，维持电解质、酸碱平衡。

处方2：清肺饮。金银花30克，连翘15克，金荞麦30克，杏仁10克，柴胡10克，桔梗10克，桃仁10克，大黄（后下）10克。每日1

剂,水煎分早晚 2 次服。高热期每日 2 剂,分 4～6 次服。

本处方功效是清热解毒,祛痰排脓。用于治疗肺炎实变期。清肺饮治疗肺炎有较好的疗效,组方的主要特点有:一是清热解毒药与通腑药并用。根据肺与大肠相表里的理论及"下不嫌早""急下存阴"之治则,治疗中早用大黄,既可通便降浊,使肺部实热得以下行,使邪有出路,达到通腑护脏作用,又能起清热解毒活血的作用,可与清热解毒药物协同作用,增强疗效。据实验研究证实,大黄对肺炎双球菌、链球菌、金黄色葡萄球菌均有较强的抗菌作用。二是清热药和活血化瘀药同用。肺炎临床表现不一定都有瘀血征象,然而在实变期,根据甲床微循环的变化,可以确认有微循环障碍。方中加桃仁可活血祛瘀,减轻毛细血管的通透性,减少炎性渗出,增加血流速度,改善局部微循环,加快了炎症的吸收。

处方 3:肺热宁。麻黄 8 克,杏仁 10 克,大黄 10 克,石膏 20 克,黄芩 6 克,桑白皮 10 克,甘草 5 克。小儿剂量酌减,每日 1 剂,水煎服,病重者每日 2 剂。

本处方功效是清泻肺热,止咳平喘。用于治疗肺炎,症见咳嗽,喘促气急,鼻翼翕动,痰稠而黄,口渴汗出,小便黄,大便不畅或秘结,舌质红,苔黄或黄腻,脉浮数或滑数等症,肺部有湿啰音,白细胞及中性粒细胞升高,X 线示肺部有炎性阴影。肺热宁由古方麻杏石甘汤加味而成。麻杏石甘汤清宣肺热,止咳平喘,配伍黄芩、桑白皮,加强了清肺化痰之功效。肺与大肠相表里,方中加入大黄,尤其适用于痰热壅盛,肺失宣降,腑气上逆,大便秘结的患者。

3. 康复处方

(1)贝母粥:先以粳米 100 克和砂糖适量煮粥,待粥成时,调入川贝母粉末 5～10 克,再煮二三沸即可,上、下午温热分食。用于咳嗽咯吐黏痰不爽者。

(2)银杏石韦炖冰糖:白果 20 粒,去壳、衣,捣破,与石韦 30 克同放瓦锅中,加水 2 碗,煮至 1 碗,去渣,入冰糖 15 克,溶化后饮服。

用于咳嗽、咳痰、气喘者。

（3）兔肉蘑菇丝：将熟兔肉（100 克）、葱白（25 克）分别切丝，蘑菇（50 克）煮熟。葱、蘑菇垫底，兔肉丝盖面，盛入盘内。用酱油把芝麻酱分次调散，香油调匀成味汁，淋于兔肉丝上即可食用。兔肉有清热解毒、益气健脾、祛湿凉血、利便等功效，蘑菇有解毒润燥、益气补脾、化湿止泻等功效。兔肉蘑菇合食，适用于治疗急性肺炎。

（4）川贝雪梨煲猪肺：川贝母 10 克，雪梨 2 个，猪肺 250 克。雪梨去皮，切块；猪肺切块，漂去泡沫，与川贝母同放入砂锅内，加冰糖少许，清水适量，慢火熬煮 3 小时后服食。用于阴虚痰热者。

（5）芹菜熘鲤鱼：鲤鱼（切成丝）250 克，芹菜（切段）50 克，用酱油、白糖、醋、味精、黄酒、食盐、淀粉、上汤调成汁。炒锅置旺火上，下油烧至五成热，放入鱼丝熘散，沥去余油，放姜丝、泡酸辣椒、芹菜段，炒出香味后烹入芡汁，放入亮油，起锅即可。鲤鱼有清热解毒、利尿消肿、止咳下气等功效；芹菜有平肝清热、祛风利湿、养神益气等功效。鲤鱼芹菜合食，适用于急、慢性肺炎的辅助治疗。

肺脓肿

肺脓肿是指由多种病原菌引起的肺实质坏死的肺部化脓性感染。早期为肺组织的感染性炎症，继而坏死液化，由肉芽组织包绕形成脓肿。急性肺脓肿的感染细菌与口腔、上呼吸道正常存在的菌群相一致，多为混合性感染，包括厌氧菌、需氧菌和兼性厌氧菌感染，其中厌氧菌占主要地位。

急性肺脓肿起病急骤，患者有畏寒、高热，体温可达 39℃～40℃，伴有咳嗽、咳黏液痰或黏液脓痰。炎症累及胸膜可引起胸痛。病变范围较广泛时，可出现气急。同时还伴有精神不振、全身乏力、食欲缺乏等全身症状。多数患者有牙齿、口咽喉部的感染灶或手术、劳累、受凉等病史。单纯厌氧菌感染所致的肺脓肿可以起病隐匿，且约有10％患者无易患因素可寻。如感染不能及时控制，在1～2周后咳嗽加剧，咳出大量脓臭痰及坏死组织，每日可达300～500毫升，臭痰多为厌氧菌感染所致。约有1/3患者有痰血或小量咯血，偶有中、大量咯血。如治疗及时，一般在咳出大量脓痰后体温明显下降，全身毒性症状随之减轻，数周后一般情况逐渐恢复正常，获得治愈。如机体抵抗力下降和病变发展迅速时，脓肿可破溃到胸膜腔，出现突发性胸痛、气急等脓气胸症状。

急性阶段如未能及时有效治疗，支气管引流不畅，抗菌治疗效果不佳、不充分、不彻底，迁延3个月以上即为慢性肺脓肿。患者常有慢性咳嗽、咳脓痰、不规则发热、反复咯血、消瘦、贫血等慢性毒性症状。

血源性肺脓肿常有肺外感染史，先有原发病灶引起的畏寒、高热等全身脓毒血症的症状，经数日至两周后才出现咳嗽、咳痰、痰量不多，极少咯血。

1．西药处方

处方1：

青霉素G 240万～320万单位＋生理盐水100毫升，静脉滴注，每8小时1次（皮试）。

甲硝唑0.5克（250毫升），静脉滴注，每日2次。

本处方适合于肺脓肿。抗生素治疗急性肺脓肿疗效在80％以上，青霉素仍为首选药。急性肺脓疡常为含厌氧菌在内的混合细菌感染，故加用甲硝唑。甲硝唑对各种厌氧菌感染均有良效。抗生素治疗肺脓肿疗程一般为1～2个月，直至症状消失，脓腔炎症消散。体位引流有利于排痰，促进愈合，但脓痰量极多而体格衰弱者应谨慎从事，以免大量脓痰涌出导致窒息。气管穿刺，经纤维支气管镜注药或留置肺导管滴入抗生素进行局部治疗，可望脓腔愈合避免手术。经内科积极治疗的慢性肺脓肿（病程6个月以上），需手术切除。

处方2：

阿米卡星 0.2 克＋50％葡萄糖注射液 100 毫升，静脉滴注，每日 2 次。

哌拉西林 2～4 克＋5％葡萄糖注射液 100～200 毫升，静脉滴注 30 分钟至 1 小时滴完。

甲硝唑 0.5 克（250 毫升），静脉滴注，每日 2 次。

本处方适合于肺脓肿。对耐青霉素的金黄色葡萄球菌感染可用红霉素或头孢二、三代药物。如为革兰阴性菌（如克雷伯杆菌、大肠埃希菌、铜绿假单胞菌）等感染则一般选用一种氨基糖苷类药物加一种半合成广谱青霉素或一种头孢菌素。需要注意的是：对于肾功能减退、脱水，应用强利尿药者及老年人，均应谨慎使用阿米卡星。各种抗生素不可置于同一滴器中，以免降低疗效。哌拉西林能产生凝血酶原血症、血小板减少症、胃肠道溃疡者慎用，同时如与抗凝血药合用可使出血危险增加。甲硝唑能产生消化道刺激症状，偶有感觉异常、共济失调、多发性神经根炎、荨麻疹、膀胱炎、排尿困难及白细胞减少，应予注意。孕妇禁用。肝病者应减量。肾衰竭者应延长给药时间，应经常复查白细胞计数。

2. 中药处方

（1）中成药处方

处方1：复方鱼腥草片，口服，每次 4～6 片，每日 3 次。

本处方的功效是疏风清热，宣肺化痰。适用于咳嗽胸痛，咳则痛甚，呼吸不利，咳白色黏痰，痰量日渐增多，伴恶寒发热，舌尖红，苔薄黄，脉浮滑数。忌服辛辣、刺激性食物。

处方2：清肺抑火丸合橘红丸，两者均用 6 克，每日 3 次，温开水送服。

本处方的功效是清热解毒，肃肺化痰。适用于高热不退，咳嗽气急，咳吐黄稠脓痰，气味腥臭，胸胁疼痛，烦躁不安，口燥咽干，舌质红,苦黄腻,脉滑数或弦数。

(2)中药方剂

处方1:五味消毒饮。金银花20克,野菊花20克,蒲公英10克,紫花地丁10克,天葵10克。水煎2次,分2次温服。

本处方功效是清热解毒,主治肺脓疡。五味消毒饮清热解毒,治疗疮痈等外疡。肺痈病机也是热毒极盛,痰热血瘀,壅阻肺络,导致肉腐成脓。五味消毒饮适合于肺脓疡初期、成痈期、溃脓期和恢复期的各个不同阶段的治疗。

处方2:金荞麦汤。金荞麦块根250克。金荞麦块根除去须根,切成薄片,加水1250毫升,置瓦罐内封口,隔水文火蒸煮3小时,约得100毫升。每次口服40毫升,每日3次,连服1~3周。

本处方功效具清热解毒,祛痰消痈。用于治疗肺脓疡。

处方3:黄芪汤。生黄芪15克,鱼腥草30克,赤芍9克,牡丹皮6克,桔梗6克,瓜蒌9克,生大黄(后下)9克。水煎服,每日1剂。如大便仍不通畅,可在第一剂第二煎再加生大黄9~12克。

本处方功效是益气活血,清热排毒。用于治疗肺脓疡。

3. 康复处方

(1)苇茎汤:鲜芦根性寒,味甘,有清肺热作用。古方多用以治疗肺痈证,如"苇茎汤",即是前人治肺痈的名方。其组成为芦根30克,薏苡仁12克,桃仁10克,冬瓜子12克,煎汤,每日2次分服。

(2)紫菜丸:紫菜性寒,味咸,能清肺热,化脓痰,肺痈者宜食。紫菜研细末,炼蜜和为丸,每次6克,每日2~3次,饭后服。

二、心内科常见病处方

心力衰竭

　　心力衰竭简称心衰,是指由于心脏的收缩功能和(或)舒张功能发生障碍,不能将静脉回心血量充分排出心脏,导致静脉系统血液淤积,动脉系统血液灌注不足,从而引起心脏循环障碍症候群,此种障碍症候群集中表现为肺瘀血、腔静脉瘀血。心力衰竭可分为急性心力衰竭和慢性心力衰竭两种。

　　急性心力衰竭简称急性心衰,是发生在原发性心脏病或非心脏病基础上的急性血流动力学异常,导致以急性肺水肿、心源性休克为主要表现的临床综合征。

　　慢性心力衰竭是不同病因引起器质性心血管病的主要综合征,也是临床常见的危重症。

1. 西药处方

处方1:

地高辛,口服,每次 0.25 毫克,每日 1 次。

依那普利,口服,每次 15 毫克,每日 2 次。

氢氯噻嗪,口服,每次 25 毫克,每日 1 次。

美托洛尔,口服,每次 12.5 毫克,每日 1 次。

　　本处方是治疗慢性心力衰竭的首选方案(也是唯一的方案)。该方案的组成是:血管紧张素转化酶抑制药＋利尿药＋地高辛＋β受体阻滞药。此方案已得到绝大多数临床专家的认可,使慢性心力衰竭的治疗发展到一个新的阶段。与传统用药方案不同的是加用了血管紧张素转化酶抑制药和 β 受体阻滞药。前者通过抑制肾素-血管紧张素-醛固酮系统,扩张血管,改善和防止心血管重构而达到抗心力衰竭的效应。国内外大量临床验证表明,它能降低心力衰竭的死亡率,是一类安全有效的抗心衰药物。常用药物有依那普利,每次口服 10～20 毫克,每日 2 次;贝那普利,每日口服 10 毫克,每日 1 次。如少数患者服药后引起顽固性干咳,可改用血管紧张素 Ⅱ 受体拮抗药如氯沙坦(科素亚)每次口服 50 毫克,每日 1 次,或缬沙坦(代文)每次口服 80 毫克,每日 1 次。

以往在心力衰竭的治疗中 β 受体阻滞药属于禁用,但新近发现交感神经兴奋性增强在心力衰竭的发生、发展中起着一定的作用。应用 β 受体阻滞药能降低交感神经的兴奋性,使心力衰竭患者的血流动力学和左心室功能得到改善,降低了死亡率。由于该类药物具有负性肌力作用,应用时要谨慎,应从最小剂量开始应用。常用药物有美托洛尔(倍他乐克)每次口服 6.25～25 毫克,每日 1 次;比索洛尔(康可)每次口服 1.25～5 毫克,每日 1 次。本类药奏效慢,通常症状改善在治疗 2～3 个月后才出现。

地高辛采用逐日定量用法,每日 0.25 毫克,70 岁以上高龄老人和肾功能减退者每日 0.125 毫克。依那普利应根据血压情况灵活调整用量。地高辛是适宜于维持量法的唯一药物。国外推荐维持量法地高辛的用量为每日 0.125～0.75 毫克,国内一般采用每日 0.125～0.5 毫克。显然,这样的用量范围似嫌过宽,有的患者可能无效,有的患者可能中毒,仍然难以具体操作。经过长期探索研究,发现维持量法用地高辛大多数国人适合每日 0.25 毫克为基础用量,高龄患者和肾功能减退者适当向低调整。其调整剂量幅度在 20%～33%,一般不超过 50%。经长期临床实践,使地高辛治疗有效率达 95%,而中毒反应发生率稳定于 5% 以下,并杜绝了中毒致死。

Ⅰ级心力衰竭只用血管紧张素转化酶抑制药和利尿药氢氯噻嗪即可。Ⅲ级心力衰竭适当增加利尿药和血管紧张素转化酶抑制药剂量,氢氯噻嗪改为作用更强的呋塞米,水肿缓解后再改用氢氯噻嗪。在Ⅳ级心力衰竭初期不用β受体阻滞药,待病情稳定后再用。利尿药可在原有基础上合并应用小剂量螺内酯,每日口服20～40毫克。

处方2:

地高辛,口服,每次0.25毫克,每日1次。

依那普利,口服,每次15毫克,每日2次。

氢氯噻嗪,口服,每次25毫克,每日1次。

螺内酯,口服,每次20毫克,每日1次。

本处方适合于有β受体阻滞药禁忌证的患者,如支气管哮喘、心动过缓、传导阻滞等。

2. 中药处方

(1)中成药处方

处方1:心宝丸,口服,每日3次,1个疗程为2个月。

本药温补心肾,益气助阳,活血通脉。用于治疗心肾阳虚,心脉瘀阻引起的慢性心功能不全和窦房结功能不全引起的心动过缓、病态窦房结综合征。尤其适宜于冠心病引起的慢性心力衰竭伴有心气衰微,心阳不振。慢性心功能不全按心功能分Ⅰ、Ⅱ、Ⅲ级,一次分别服用120、240、360毫克,每日3次,1个疗程为2个月。

处方2:济生肾气丸,口服,大蜜丸每次1丸,每日2～3次。

本处方功效是温肾化水,利水消肿。适用于心悸,喘息,不能平卧,喘促不宁,肢体浮肿,小便短少,舌淡胖,苔白,脉沉细弱。

处方3:血府逐瘀丸,每次1～2丸,每日2次,空腹用红糖水送服。

本处方的功效是活血祛瘀,行气止痛。适用于心悸,胸闷或胸痛,面唇青紫,舌紫暗,脉弦涩。

（2）中药方剂

处方 1：强心汤。 红参 9 克，黄芪 50 克，山茱萸 15 克，葶苈子 9 克，丹参 30 克，甘草 5 克。每日 1 剂，水煎 2 次，早晚分服，或分 3 次服。

本处方功效是益气扶阳，化瘀逐饮。用于治疗充血性心力衰竭。此方用于心悸，口唇青紫，水肿，气急喘息不得卧等正气虚衰，水饮泛溢之证。方中红参大补元气，以救亡阳脱阴；黄芪助红参振脾阳以滋化源，补肺气以充百脉，两药相伍，使气旺阳生，共为主药。山茱萸敛元气，固心阳，具有强心、抗休克作用；葶苈子泄肺平喘，利水消肿，也有强心作用；丹参活血养心；炙甘草益气复脉。全方共收益气扶阳，化瘀行水之功。

处方 2：强心益气汤。 万年青根 15～30 克，人参 10～20 克，制附子（先煎 60 分钟）3～20 克，麦冬 15～20 克，五味子 5～10 克。每日 1 剂，用水浸泡 30 分钟左右，再煎煮 30 分钟，煎 2 次，将 2 次药液混合，早晚分服。

本处方功效是强心益气，回阳敛阴。用于治疗Ⅱ、Ⅲ度充血性心力衰竭，症见心悸，胸闷，气喘，下肢水肿，脉细数无力等。方中万年青根苦寒，有毒，有洋地黄样强心作用，对房室间传导系统有抑制作用，故心动过缓，房室传导阻滞者忌服。本品有蓄积作用，应严格掌握剂量，密切观察，一般以 3～5 日为 1 个疗程。获效后改用维持剂量。如心率低于 60 次/分，应立即停药。毒性反应为恶心、呕吐、眩晕、胸闷、腹泻、四肢发冷、心动过缓等。

3. 康复处方

（1）艾灸法：体穴取心俞、内关、神门、巨阙穴。采用艾卷温和灸法。每次每穴灸 15 分钟，每日 1～2 次，10 次为 1 个疗程。

（2）康复期饮食：康复期应给予患者低盐、低热能及易消化、富含维生素及各种营养素的饮食。限盐不可过严或时间太长，否则容易引起低钠综合征。一般心衰控制后每日钠摄取量在 2～3 克（食盐 5～7 克）。饮食宜少量多餐,易消化不产气的食物,注意营养搭配,如蛋、奶、含纤维素多的蔬菜。并注意补充维生素 B_1 和维生素 C 等。一般水分可以不必严格限制。

心律失常

心律失常是指心脏冲动的频率、节律、起源部位、传导速度与激动次序的异常。心律失常按其发生原理分为冲动形成异常和冲动传导异常两大类。心律失常是各种心脏病常见的并发症,也可以发生于自主神经功能紊乱、内分泌失调、电解质紊乱、大量失血等病症中。快速型心律失常包括窦性心动过速、阵发性室上性心动过速、快速期前收缩、心房扑动、心房颤动、室性心动过速等。慢速型心律失常包括窦性心动过缓、窦性停搏、窦房阻滞、慢速期前收缩、房室传导阻滞等。严重的心律失常可降低心搏出量,引起心功能不全及出现心源性休克。

1. 西药处方

处方 1:阿替洛尔(氨酰心安),口服 12.5～25 毫克,每日 2 次或 3 次;或美托洛尔,口服 12.5～25 毫克,每日 2 次或 3 次。

本处方适合于窦性心动过速。窦性心动过速常常是继发性的,应针对原发病进行治疗。过快的心室率需使之减慢时,方用 β_1 受体阻滞药。严重窦速,心室率达 140～160 次/分时,可用美托洛尔 1 毫克静脉推注。心衰患者的窦性心动过速应用毛花苷 C 0.2～0.4 毫克加入 50% 葡萄糖液 20 毫升中,缓慢静脉注射。

处方 2:氨茶碱控释(舒氟美),口服,0.1～0.2 毫克,每日 2 次。

本处方适合于窦性心动过缓。窦性心动过缓心率低于 50 次/分,并有心绞痛甚至晕厥、抽搐时,可用药物治疗,同时应针对病因进行治疗,必要时可安装人工心脏起搏器。

处方 3：50%葡萄糖 20 毫升＋毛花苷 C 0.4 毫克,缓慢静脉推注。

本处方适合于心房颤动。用于不伴预激综合征,且近 2 周没有用过洋地黄类药物者。心室率控制在 100 次/分以下后改用,口服地高辛 0.25 毫克,每日 1 次维持。阵发性房颤用上述方法常可使其转为窦性心律。不能复律者,可改为维拉帕米 40～80 毫克,每日 3 次;或普罗帕酮 0.1～0.15 克,每日 3 次,口服复律,然后用维拉帕米维持。用洋地黄不能使心室率减慢者,可加美托洛尔(美多心安)12.5～25 毫克,每日 2 次,口服。但应注意心电图变化,如出现房室传导阻滞,则及时减量乃至停药。

处方 4：

维拉帕米(异搏定),口服,40～80 毫克,每日 3 次。

缓释维拉帕米,口服,120～240 毫克,每日 1 次。

本处方适合于房性期前收缩。房性期前收缩一般不需治疗。房早过多则予治疗,维拉帕米无效时可服用普罗帕酮(心律平)0.15～0.2 克,每日 3 次,控制后改为 0.1 克,每日 2 次或每日 3 次维持。

处方 5：10%葡萄糖注射液 20 毫升＋利多卡因注射液 50～100 毫克,静脉推注。继之以 10%葡萄糖注射液 500 毫升,利多卡因注射液 800～1 000 毫克,静脉滴注(每分钟滴入利多卡因 1～4 毫克)。1～2 日后改为:美托洛尔,口服 12.5～25 毫克,每日 2 次。美西律(慢心律),口服 0.1～0.2 毫克,每日 3 次。

本处方适合于室性早搏。功能性早搏如无症状,不一定需要治疗。器质性室早,如果是发生于急性心肌梗死、严重心衰、心肌病及药物中毒或低钾时,应考虑先静脉给药治疗,再口服维持。一般室早则可口服药物治疗。洋地黄中毒引起的室早应立即停用洋地黄和利尿药,静脉滴注钾盐及镁盐,口服苯妥英钠 0.1 克,每日 3 次,或用利多卡因或美西律。

处方 6：

阿托品，口服 0.3 毫克，每日 3 次。

异丙肾上腺素，含服 5～10 毫克，每日 4 次。

本处方适合于房室传导阻滞。Ⅰ度和Ⅱ度一型房室传导阻滞无须抗心律失常治疗。Ⅱ度二型和Ⅲ度房室传导阻滞伴心室率缓慢者可用药物治疗。

处方 7：异丙肾上腺素 0.5 毫克＋5％葡萄糖注射液 500 毫升，缓慢静脉滴注。

本处方适合于房室传导阻滞。Ⅱ度或Ⅲ度房室传导阻滞症状明显，心率在 40 次/分以下，或发生过阿-斯综合征者用上述方法使心室率维持在 60 次/分左右，无须使心率过快。异丙肾上腺素剂量不宜大，以免产生室性心律失常。Ⅱ度二型或Ⅲ度房室传导阻滞患者，应安装人工心脏起搏器。

2. 中药处方

(1) 中成药处方

处方 1：柏子养心丸，口服，水蜜丸每次 6 克，小蜜丸每次 9 克，大蜜丸每次 1 丸，每日 2 次。

本处方具有补心养心，益气安神的功效。适用于心悸怔忡，气短自汗，少气懒言，神倦健忘，头晕目眩、失眠多梦，舌质淡，脉细弱。

处方 2：琥珀多寐丸，每次 1.5～3 克，温开水送服，每日 2 次或睡前 1 次服用，小儿酌减。

本处方具有平肝安神，养血补血的功效。适用于心中悸动不安，善惊易恐，头晕目眩，失眠多梦，心烦易怒，舌红，脉弦细。

(2) 中药方剂

处方 1：黄连甘草汤。黄连 10 克，炙甘草 10 克。每日 1 剂，水煎 2 次，少量多次频服，7 日为 1 个疗程。

本处方功效是清心泻火。用于治疗阵发性心动过速。本方始载于《症因脉治》，称泻心汤。《石室秘录》论怔忡提出补心与去火药同用的治法。并以"化仲丹"为例,认为方中用黄连有"泻心火,即所以定心气"的作用。现代临床和实验研究证明,黄连有效成分小檗碱具有显著的抗心律失常作用。小檗碱对 $CaCl_2$、乌头碱诱发的小鼠室性早搏、室性心动过速、室性纤颤和 $CaCl_2$-Ach 诱发的房颤均有对抗作用。其作用机制可能与降低心肌自律性、延长动作电位时程和有效不应期、消除折返冲动有关。

处方2:苦地汤。苦参40克,生地黄50克。煎剂。每日1剂,水煎2次,分服,7日为1个疗程。

本处方功效是清热定志。用于治疗房性和室性早搏。方中苦参治疗各种原因引起的心律失常均有一定疗效。对病程较短的频发性室性早搏疗效较好,对窦性心动过速、心房颤动也有疗效。但对房室传导阻滞、房室交界性逸搏、房室交界性心律等缓慢性心律失常无效。凡脾胃虚寒,腹痛腹泻,或心率迟缓者均忌服。

处方3:半夏菖蒲屑。生石半夏、生菖蒲各等份。上药研极细末,密封贮瓶备用。使用时取末少许,让患者吹入鼻腔,取嚏3~8次。

本处方功效是开心气,调心律。用于治疗阵发性心动过速。方中生半夏和生石菖蒲不仅能苏醒神志,还可因激发经气而起到调控心律的作用。

3. 康复处方

(1)按压穴位法:取内关、太溪两穴。用指端按压穴位以自我感觉酸痛为好,每次3~5分钟。

(2)针刺法:主穴为心俞、厥阴俞、内关、膻中。配穴为关元、气海、足三里、三阴交、阳陵泉、太溪、合谷、外关。每次选用2~4穴,中强手法针刺,或温针和灸,每日1~2次。

(3)耳针法:心、肾、神门、内分泌、交感、皮质下、肾上腺区,酌选3~4穴。针刺或用王不留行敷贴(保留5~7天)。

高血压

　　一般人常常把高血压和高血压病混同起来，认为只要发现高血压就是高血压病，或者简单地把高血压病称为高血压。其实两者是不同的，高血压仅是一种症状，不能称为一种独立的疾病。它可以是许多疾病引发的一种临床表现，是其他疾病在发病过程中所反馈出来的一种症状，如肾炎、甲状腺功能亢进症等，所以医学上称为症状性高血压。这种高血压仅占所有高血压病患者的10％。而高血压病是一种疾病的名称，即使用现代最精密的检查方法，90％以上的患者也找不出血压升高的原因，所以又称它为"原因不明性高血压"或"原发性高血压"，因此科学家们认为，它应是一种独立的疾病，故称为高血压病。

　　高血压患者的症状与血压升高程度并无一致的关系，有的人血压很高，并无症状；有的人血压检测不太高，症状却十分明显。有的人在降压治疗之前并无明显症状，应用降压药血压下降以后，反而出现症状或症状加重。现代临床研究的资料表明，高血压早期多无症状或症状不明显。

1. 西药处方

　　处方1：依那普利，口服，每次5毫克，每日1次。

　　本处方适合于各种程度的高血压、肾血管性高血压及糖尿病合并高血压患者的治疗。由于本品效果优于卡托普利，不良反应较轻，故使用日益广泛，为高血压治疗的首选药。成人常用量：口服，每次5毫克，每日1次，以后随血压反应调整依那普利剂量至每日10～40毫克，分2～3次服，如疗效仍不满意，可加用利尿药。在肾功能损害时，肌酐清除率在每分钟30～80毫升时，初始剂量为5毫克，如肌酐清除率每分钟＜30毫升，初始剂量为2.5毫克；在透析患者,透析日用药剂量为 2.5 毫克。开始用本品治疗前,建议停用其他降血压药 1 周。

处方 2:吲达帕胺,口服,每次 2.5 毫克,每日 1 次。

本处方适合于高血压。成人:每次 2.5 毫克,每日 1 次。可在 4 周后增至每次 5 毫克,每日 1 次。维持量为每次 2.5 毫克,隔日 1 次。为减少电解质平衡失调出现的可能,宜用较小的有效剂量,并应定期监测血钾、钠、钙、血糖及尿酸等,注意维持水与电解质平衡,尤其是老年人等高危人群,注意及时补钾。

2. 中药处方

(1)中成药处方

处方 1:天麻钩藤饮,口服,每次 1 包,每日 3 次。

本方具有平肝息风,清热活血,补益肝肾等功效。用于肝阳偏亢,肝风上扰,头痛,眩晕,失眠。对肝阳偏盛型高血压有较好的疗效,对肾性、原发性、神经源性高血压均有明显的降压作用。

处方 2:安宫降压丸,口服,每次 1~2 丸,每日 2 次。

本处方具有潜阳息风,平肝降压的功效。适用于胸中郁热,肝阳上亢引起的头目眩晕,项强脑涨,心悸多梦,烦躁起急,高血压。

处方 3:牛黄清心丸,口服,每次 1 丸,每日 1 次。

本处方具有清心化痰,镇惊祛风的功效。适用于风痰阻窍所致的头晕目眩,痰涎壅盛,神志混乱,言语不清及惊风抽搐、癫痫。

(2)中药方剂

处方 1:复方槐花降压汤。槐花 25 克,桑寄生 25 克,川芎 15 克,地龙 15 克。每日 1 剂,水煎 2 次,口服。15 日为 1 个疗程。

本处方功效是清肝活血,养阴潜阳。用于治疗肝热血瘀、肝肾阴虚阳亢的高血压患者。方中槐花味苦性微寒,归肝经,能清肝火。药理研究证明槐花有降血压作用。桑寄生味苦甘性平,归肝、肾经,能补肝肾,养血祛风,用于肾阴不足,风阳上亢之头痛眩晕。川芎味辛性温,归肝、心经,能活血散瘀,行气开郁,可用于多种头痛。地龙味咸性寒,亦归肝经,能清热平肝息风。

处方2:清降汤。桑白皮30克,地骨皮30克。每日1剂,浸泡30分钟,水煎30分钟左右,煎3次,取汁混合,每日上午8时、下午3时、晚上8时各服1次。20日为1个疗程,可连续服用。

本处方功效是清肝降火,滋阴凉血。治疗原发性高血压,属肝阳或痰火上扰者。方中桑白皮虽曰泻肺,实亦清肝润降之品;地骨皮《别录》谓其治"客热头痛",李时珍谓其"下焦肝肾热者宜之"。药理研究证明,桑白皮和地骨皮均有明显降血压作用。

处方3:益心健脑汤。黄芪30～60克,葛根15～30克,丹参20～40克,川芎6～12克,生山楂9～15克,桑寄生15～30克。每日1剂,用适量水浸泡30分钟左右,煎2次,取汁300～400毫升,分2～3次温服。

本处方功效是补气活血,益心健脑。用于治疗高血压、冠心病,亦用于脑血栓形成、脑动脉硬化及心律失常等。本方治疗老年心脑血管疾病气虚血瘀之证,方中以黄芪补心肺之气为君;丹参活血养心,川芎行肝血为辅;并佐以葛根升脾胃之气,活血通络;生山楂活血化瘀,健脾消滞;桑寄生补养肝肾,益血和营。综合诸药,共奏益气活血、益心健脑之功。

3. 康复处方

(1)柿叶茶:干柿叶10克(鲜品用20克),蜂蜜5克。每年7～9月收集柿叶,晒干研成粗末。将柿叶末放入杯中,用沸水冲泡,加盖闷10分钟。把柿叶茶倒入另一杯中,加蜂蜜少许,搅匀后当茶频频饮用,一般冲泡3次,每日1剂。平肝凉血,清火降压。用于肝火亢盛、肝阳上亢型高血压。

(2)芹菜大枣汤:鲜芹菜250克,大枣5枚。芹菜洗净,切碎,加入大枣及水适量,煮汤,分几次服用;或芹菜30克,杭菊花12克,共煎汤,代茶饮。

(3)二花鲫鱼汤:菊花10克,槐花10克,鲫鱼1条(约250克)。

将菊花、槐花分别洗净,放入碗中备用。将鲫鱼剖杀,去鳞、鳃、内脏,洗净后,用绍酒、酱油轻抹在鲫鱼身上,放置片刻,入砂锅,加清汤适量,大火煮沸后,加葱花、姜末,改用小火煨煮 30 分钟,加菊花、槐花,继续煨煮 10 分钟,加食盐、味精各少许,煮沸即成。佐餐当菜,随意食用,菊花、槐花也可同时嚼服。平肝潜阳,泻火降压。用于各类高血压,对肝阳上亢、肝火上炎型高血压尤为适宜。

(4)海带决明子汤:海带 30 克,决明子 20 克,将海带洗净,与决明子共煮,去渣饮汤。

(5)豌豆红枣糯米粥:豌豆 60 克,红枣 15 枚,糯米 120 克。先将豌豆、红枣洗净后放入温开水中浸泡半小时,再与淘洗干净的糯米一起放入砂锅中,加水适量,用文火煨煮 1 个小时,待豌豆、糯米熟烂呈开花状即可。早、晚餐分别食用。生津补虚,利湿降血压。用于痰浊内蕴型高血压。

(6)花生仁醋方:花生仁 500 克,醋适量。先将连花生衣的花生仁用醋浸泡 7 日以上,时间越长越好,每日搅动 1 次。每晚睡前嚼食花生仁 10 粒。活血化瘀,降低血压。用于早期高血压和动脉硬化。

冠 心 病

冠心病是冠状动脉粥样硬化性心脏病的简称,是冠状动脉发生粥样硬化病变,使冠状动脉狭窄或闭塞,影响冠状动脉血液循环,引起心肌缺血、缺氧的一种心脏病。由于心脏在不停跳动,这就需要有大量的能量源源不断地供应,而其所需要的能量和氧气都来自于冠状动脉。可以想象,如果冠状动脉发生狭窄或者闭塞,心肌得不到血液和氧气的供应,必然会发生损伤甚至坏死。

值得注意的是,损伤通常是可逆的,而坏死则是完全不可逆的,前者就是我们经常听说的心肌缺血,后者就是心肌梗死。

　　冠状动脉是冠心病发病的主要部位。冠心病的常见症状都是由不同程度的心肌缺血造成的。极轻的心肌缺血,可以没有症状,只有在仪器检查时才能发现,但也必须提高警惕,定期复查,并给予积极的防治。当心肌缺血比较严重时,就会出现心绞痛、心跳缓慢、心律失常、心肌梗死等症状。

1. 西药处方

　　硝酸甘油片,舌下含服,每次 0.3 毫克。

　　本处方适合于冠心病心绞痛发作时的治疗,也可用于降低血压或治疗充血性心力衰竭。硝酸甘油片的主要成分是三硝酸丙三酯。成人每次用 0.25～0.5 毫克(1/2～1 片)舌下含服。每 5 分钟可重复 1 片,直至疼痛缓解。如果 15 分钟内总量达 3 片后疼痛持续存在,应立即就医。在活动或大便之前 5～10 分钟预防性使用,可避免诱发心绞痛。应使用能有效缓解急性心绞痛的最小剂量,过量可能导致耐受现象。片剂用于舌下含服,不可吞服。

2. 中药处方

　　(1)中成药处方

　　处方 1:通心络胶囊,口服,每次 2～4 粒,每日 3 次。4 周为 1 个疗程。

　　本药益气活血,通络止痛。用于冠心病心绞痛证属心气虚乏、血瘀络阻者。个别患者用药后可出现胃部不适或胃痛。出血性疾患、阴虚火旺型卒中者,以及孕妇及妇女经期禁用。服药后胃部不适者宜改为饭后服。

　　处方 2:冠心舒合丸,嚼碎服,每次 1 丸,每日 1～3 次。

　　本处方具有理气,宽胸,止痛的功效。适用于寒凝气滞、心脉不通所致的胸痹,症见胸闷、心前区疼痛;冠心病心绞痛。忌食辛辣、生冷、油腻食物。孕妇禁用。胃痛病人不宜服用。

(2)中药方剂

处方1:冠心Ⅱ号。川芎15克,丹参30克,红花15克,赤芍15克,降香15克。水煎,每日3次口服;也可制成冲剂,每日3次。

本处方功效是活血化瘀,行气止痛。用于治疗冠心病心绞痛气滞血瘀征。本方主要能明显增加冠脉血流量,降低心肌耗氧量,对心肌有保护作用,能减少心肌梗死范围,改善血液流变性,减轻血瘀征的"黏、聚、滞"状态。本方还有抑制血小板聚集和促血栓溶解,以及改善微循环等作用。长期服用者疗效优于短期治疗者,尤其对心电图的改善更为明显。孕妇及妇女月经期忌用。肾虚气弱者慎用,宜与益气养心药配伍应用。如果静脉滴注,个别患者有丙氨酸氨基转移酶升高现象,停药后短期内即可恢复正常。

处方2:加味四妙勇安汤。当归30克,玄参30克,金银花30克,丹参30克,甘草30克。每日1剂,水煎2次,口服。

本处方功效是活血化瘀,解痉止痛。用于治疗冠心病,心痛,胸痹短气,脉结代,兼治肾绞痛。方中当归养血和血;丹参养血散瘀;玄参养阴凉血化瘀,其乙醇提取物能明显增加冠脉血流量;金银花、甘草解毒止痛。诸药合用,共奏活血化瘀,扩张冠脉,解痉止痛的功效。

3. 康复处方

(1)山楂荷叶茶:山楂15克,荷叶10克,绿茶3克。先将山楂、荷叶晒干,切成细末,与茶叶一同放入带盖茶杯中,加入适量沸水,加盖闷15分钟后,代茶饮用。每日1剂,分早、晚2次饮用。降压降脂,活血化瘀。适用于冠心病、高脂血症患者。

(2)山楂薏米汤:生山楂50克,薏苡仁60克,鲜荷叶30克,葱白15克。先将荷叶洗净,切丝,生山楂洗净,切片,然后与淘洗干净的薏苡仁一同放入锅中,加入适量的水,煎煮半小时,再加入洗净的葱白,再煮2分钟即成。中午与晚上分别佐餐食用。活血化瘀,宣痹通络。适用于痰浊壅塞型冠心病患者。

(3)黄芪木耳山枣羹:黄芪(另包)20克,黑木耳15克,山楂(另包)10克,大枣10克,红糖适量,煮成羹食用。此为一日的剂量。

(4)三七粉:三七适量,研粉,每日3克口服,在每年秋冬季连服3~4个月。适用于冠心病缓解期。

(5)双玉粥:玉竹12克,玉米粉30克,生黄芪30克,粳米100克。先将黄芪、玉竹放入砂锅中,加入适量的水,煎煮30分钟,去渣取汁,再加入淘净的粳米和适量清水。先用旺火煮沸,再改用小火煮至粥稠,等到粥将熟时,再将玉米粉用凉水搅成糊状,缓缓调入,边加边搅拌,再煮2~3沸即可。早、晚餐分别食用。益气养阴。适用于气阴两虚型冠心病患者。

(6)穴位按摩法:用拇指按压膻中、内关两穴各3分钟。在无药物情况下可作为急救用,平日坚持按摩有预防功效。

(7)足浴疗法:当归30克,玄参30克,金银花30克,丹参30克,甘草30克。将上药加清水适量,煎煮30分钟,去渣取汁,与2 000毫升沸水一起倒入盆中,先熏蒸心前区,待温度适宜时泡洗双脚,每日早晚各1次,每次熏泡40分钟,10日为1个疗程。活血化瘀,解痉止痛。适用于冠心病、胸痹气短、心痛、脉结代,能治疗肝区刺痛及肾绞痛。

病毒性心肌炎

病毒性心肌炎是指病毒感染引起的心肌局限性或弥漫性的急性或慢性炎症病变,属于感染性心肌疾病。病毒性心肌炎患者临床表现取决于病变的广泛程度与部位,轻者可完全没有症状,重者甚至出现心源性休克及猝死。多数患者发病前1~3周有病毒感染前驱症状,如发热、全身倦怠感和肌肉酸痛,或恶心、呕吐等消化道症状。随后可以有心悸、胸痛、呼吸困难、水肿,甚至晕厥、猝死。

1. 西药处方

维生素 C,口服,每次 0.1～0.3 克,每日 3 次。

复合维生素 B,口服 2 片,每日 3 次。

辅酶 Q_{10},口服 10 毫克,每日 3 次。

本处方适合于病毒性心肌炎。患有病毒性心肌炎的患者,需卧床休息。本病目前尚无特异性疗法,急性期强调必须卧床休息至症状控制或体温下降后 3～4 周,然后改为半休,总共休息 3 个月左右。促进心肌代谢药物有辅助治疗作用,除 B 族维生素、维生素 C、辅酶 Q_{10} 之外,三磷腺苷、辅酶 A、肌苷、细胞色素 C 等均可选用。各种抗病毒药物,如吗啉胍(0.1 克～0.2 克/次,每日 3 次),金刚烷胺(0.1 克/次,每日 2 次),利巴韦林(0.1 克/次,每日 3 次)等均可以试用,但疗效不十分肯定。一般不宜使用肾上腺皮质激素,尤其是在起病 10 日或 2 周以内。对重症患者,如发生心功能衰竭、严重心律失常,尤其是高度房室传导阻滞和(或)阿-斯综合征及全身中毒症状显著的患者,除对症处理外,可应用地塞米松每日 10～30 毫克,分次静脉滴注,连用 3～7 日,病情改善后改为口服并迅速减量至停药,疗程不超过 2 周。若用药 1 周无效,则停用。对于心律失常、心衰及休克的患者,给予积极对症治疗,有高度房室传导阻滞和(或)阿-斯综合征发作的患者,应及时安置临时心脏起搏器。

2. 中药处方

(1)中成药处方

处方 1:通脉口服液,口服,每次 10 毫升,每日 2～3 次。

本处方具有活血化瘀,养血通脉的功效。适用于病毒性心肌炎及其后遗期前收缩等。

处方 2:生脉口服液,口服,每次 10～20 毫升,每日 2 次。

本处方具有益气养阴,生津复脉的功效。适用于病毒性心肌炎、扩张型心肌病等以心气虚为主症者。

(2)中药方剂

处方1:养阴清心汤。玄参15～30克,沙参9～12克,麦冬9～15克,生地黄15～30克,炙甘草9克,黄芩9克,大青叶9克,蒲公英9～12克。每日1剂,水煎,分2次口服。症状缓解后2～3日1剂。

本处方功效是养阴清热,解毒。用于治疗急性病毒性心肌炎阴虚内热者。

处方2:心肌饮。人参6克,五味子9克,麦冬12克,金银花20克,板蓝根20克,丹参15克,当归12克。每日1剂,水煎2次,早晚2次分服。1个月为1个疗程,治疗2～3个疗程。

本处方功效是补气养阴,清热解毒,活血宁心。治疗病毒性心肌炎气阴两虚型。

3. 康复处方

(1)休息法:急性期必须卧床休息,以减轻心脏负荷。等心脏恢复正常大小、血沉正常、心电图好转后,才可逐渐起床及增加活动量。一般患者需卧床休息至体温下降后3～4周,有心力衰竭或心脏扩大者必须休息6～12个月。

(2)饮食法:应食用易消化,含大量维生素、蛋白质和低脂肪饮食。心力衰竭者应限制日常生活中的钠盐摄入量,食盐量应低于正常人的50%。恢复期可用黄芪30克,麦冬10克,冰糖25克,粳米50克,大枣5枚,共煮粥,分2次食用,每日1剂。

(3)运动法:如心肌炎病情稳定,心功能正常,且无明显心律失常的患者,可适当参加体育锻炼,如散步、练太极拳等。

病态窦房结综合征

病态窦房结综合征(SSS)简称病窦综合征,是指由于窦房结的起搏和传导功能障碍而引起的一种慢、快心率交替出现的心律失常。患者可在不同时间出现一种以上的心律失常，常同时合并心房自律性异常，部分患者同时有房室传导功能障碍。可表现为心动过缓（50次/分以下），亦可为阵发性心动过速。

众多病变过程，如纤维化与脂肪浸润、硬化与退行性变、淀粉样变性、甲状腺功能减退、某些感染（布氏杆菌病、伤寒）等，均可损害窦房结，导致窦房结起搏与窦房传导功能障碍；窦房结周围神经和心房肌的病变，窦房结动脉供血减少亦是 SSS 的病因。迷走神经张力增高、某些抗心律失常药物抑制窦房结功能亦可导致窦房结功能障碍，应注意鉴别。

患者出现与心动过缓有关的心、脑等脏器供血不足的症状，如发作性头晕、黑矇、乏力等，严重者可发生晕厥。如有心动过速发作，则可出现心悸、心绞痛等症状。

1. 西药处方

处方1：

阿托品，口服，每次 0.3 毫克，每日 3 次。

麻黄碱，口服，每次 25 毫克，每日 3 次。

本处方适合于心动过缓的患者，主要是提高基础心率，预防阿-斯综合征的发生。阿托品阻断迷走神经对心脏的抑制，使心率加快，传导加速。麻黄碱可直接激动肾上腺素受体，使心率加快，传导加速，但大量长期使用可引起震颤、焦虑、失眠、头痛、心悸、发热感、出汗等不良反应。晚间服用时，常加服镇静催眠药如苯巴比妥以防失眠。短期反复服用可致快速耐受现象，作用减弱。但停药数小时可恢复。甲状腺功能亢进、高血压、动脉硬化、心绞痛等病的患者禁用。忌与帕吉林（优降宁）等单胺氧化酶抑制药合用，以免引起血压过高。

紧急情况下可用异丙肾上腺素 1 毫克溶于 5% 葡萄糖注射液500 毫升中，静脉滴注，滴注速度为 1～2 微克/分钟。

效果不好可酌加烟酰胺(维生素 PP,吡啶甲酰胺),本品有防治心脏传导阻滞和提高窦房结功能及抗快速型心律失常的作用。

处方2:

地高辛,口服,每次 0.125 毫克,每日 1 次。

阿托品,口服,每次 0.3 毫克,每日 3 次。

本处方适合于病态窦房结综合征的快-慢综合征。病态窦房结综合征发生室上性快速心律失常时,如室上性心动过速、快速心房颤动或扑动等,此时用一般抗心律失常药均有抑制窦房结功能的危险性,而选用小剂量地高辛口服相对较安全,但使用时应密切观察。发作时加用阿托品,可临时口服 1 次 0.3 毫克,必要时可重复,当心律失常控制后即可停用。

应用地高辛时应注意随访检查心电图、心率及心律、心功能监测、血钾。若有下列情况应禁用:任何洋地黄类药物的中毒;室性心动过速、心室颤动;预激综合征伴心房颤动或扑动。

通过上述处方治疗仍无效时,可考虑安装心脏起搏器。

2. 中药处方

(1)中成药处方

心宝丸(同心力衰竭)。

(2)中药方剂

处方 1:麻黄附子细辛甘草汤。麻黄 3~4.5 克,制附子(先煎 2 小时)6~9 克,细辛 3 克,甘草 4.5~6 克。每日 1 剂,水煎 2 次,分 2 次服。

本处方功效是温经助阳。用于治疗病态窦房结综合征。本方是麻黄附子细辛汤、麻黄附子甘草汤的复合方,两方原是治疗伤寒少阴两感的温阳解表剂,本方则取其温经助阳的作用治疗病窦综合征。麻黄辛温之品,名医王好古谓其"甘温纯阳",功能为升阳。药理研究表明,其具有拟肾上腺素作用,能使心率增快,血压升高。附子助心阳以通脉,能改善窦房结与房室传导功能,加快心率,恢复窦性心律。细辛温经通阳,有强心、抗心肌缺血、增加心排血量,升高血压的作用。甘草则益气和中,调和诸药。

处方2:加味生脉散。人参(党参)20克,附子(先煎2小时)10克,五味子10克,桃仁10克,炙甘草10克,丹参15克,麦冬15克。每日1剂,水煎,早晚2次温服,15日为1个疗程。治疗4~6个疗程。

本处方功效是益气敛阴,温阳活血。用于治疗病窦综合征气阴两虚型。

3. 康复处方

(1)生活调养法:日常生活中注意避免引起心律失常的因素,如吸烟、喝浓茶或咖啡、剧烈运动、情绪激动等。保持乐观、愉快的情绪。避免过度劳累和情绪激动,注意劳逸结合。

(2)饮食法:饮食宜清淡,富含维生素C和植物蛋白,避免经常食用过多的动物性脂肪和含胆固醇较高的食物。

三、消化科常见病处方

慢性胃炎

　　慢性胃炎是由多种病因引起的胃黏膜慢性炎症,其病理特点是以淋巴细胞和浆细胞的黏膜浸润为主。临床可分为浅表性胃炎和萎缩性胃炎。慢性浅表性胃炎的疼痛特点多为胀痛、隐痛、刺痛,疼痛无溃疡病之节律性,腹胀食后尤甚,伴见食欲缺乏、恶心、呕吐、嗳气、泛酸等,有时可有黑粪,体征常为上腹部较广泛压痛。慢性萎缩性胃炎与慢性浅表性胃炎基本相似,其特点是一般无泛酸、腹痛、腹胀等症状,主要症状为食欲缺乏,厌食油腻,重者极度厌食、消化不良、乏力,渐见贫血、腹泻、消瘦等,体征可见上腹部有压痛,部分患者可见睑结膜及指甲床苍白。确诊常靠胃镜和活组织检查。慢性浅表性胃炎发病年龄以青壮年居多,慢性萎缩性胃炎发病年龄以中老年居多,病情迁延,常可持续数年。

1. 西药处方

处方 1:

　　枸橼酸铋钾,口服,每次 240 毫克,每日 2 次。

　　阿莫西林,口服,每次 500 毫克,每日 2 次。

　　甲硝唑,口服,每次 0.4 克,每日 2 次。

　　枸橼酸铋钾既能强固屏障功能,又具有抗幽门螺杆菌作用。除枸橼酸铋钾外,其他胃黏膜保护药也可用思密达、麦滋林-S 颗粒、胃膜素等。

阿莫西林和甲硝唑均为抗幽门螺杆菌药。临床常用的抗幽门螺杆菌药包括抗生素、铋剂和硝基咪唑类三大类。它们通过杀灭胃内幽门螺杆菌,对慢性胃炎有较好的远期治疗效果。但单独应用效果不理想,常常需要三联或四联。

有腹胀、食物反流、胃灼热感、恶心等胃肠道动力障碍症状及胆汁反流者,酌情加用以下胃动力药。

(1)甲氧氯普胺(胃复安,灭吐灵)。能促进食管、胃蠕动,促进胃排空,有效地缓解腹胀、食物反流、胃灼热感、恶心等胃肠道动力障碍症状。每次口服5～10毫克,每日3次,于餐前30分钟或睡前服用。

(2)多潘立酮。阻断胃肠道多巴胺受体,增强胃蠕动,每次口服10毫克,每日3～4次。

(3)西沙必利(普瑞博思)。是全胃肠动力药,能增加胃肠蠕动,促进排空,每次口服5～10毫克,每日3次。

处方2:

呋喃唑酮,口服,每次100毫克,每日3次。

克拉霉素,口服,每次250毫克,每日2次。

甲硝唑,口服,每次0.4克,每日2次。

本处方适合于对处方1耐药而无效的患者。

2. 中药处方

(1)中成药处方

处方1:三九胃泰,口服,每次1包,每日2次,15日为1个疗程。

本品主要成分有三叉苦、九里香、白芍、熟地黄、生地黄、茯苓、黄芩、木香等。清热燥湿,行气活血,柔肝止痛。用于上腹隐痛,饱胀、反酸、恶心、呕吐、纳减、心口嘈杂感等,以及浅表性胃炎、糜烂性胃炎、萎缩性胃炎等慢性胃炎见有上述症状的湿热气滞证。初显疗效后不宜立即停药,建议再服3～4个疗程以巩固疗效。服药期间,

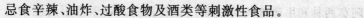

忌食辛辣、油炸、过酸食物及酒类等刺激性食品。

处方2:摩罗丹,口服,每次55～110粒,每日3次,饭前用米汤或温开水送下。

本品主要成分有百合、麦冬、石斛、茯苓、白术、乌药、白芍、三七、鸡内金、延胡索、玄参、当归等。具有和胃降逆,健脾消胀,通络定痛之功效。用于慢性萎缩性胃炎及胃痛,胀满,痞闷,纳呆,嗳气,胃灼热等症。忌食刺激性食物及饮料。孕妇慎用。

(2)中药方剂

处方1:玉液汤。生山药30克,生黄芪15克,知母18克,生鸡内金6克,葛根5克,五味子10克,天花粉10克。每日1剂,水煎分2次服。

本处方功效是益气养阴。用于治疗慢性胃炎,胃阴不足型,症见口干唇燥,不思饮食,食后腹胀,舌红少津,苔少或无,脉细无力。玉液汤原为《医学衷中参西录》中治疗消渴的方剂。方中山药、知母、葛根、天花粉养阴生津;阴津不足易生内热,知母、天花粉有清热之功;生黄芪补气升清,加用鸡内金以助运化。全方适用于胃之阴津不足而运化失健之证。

处方2:半夏泻心汤。半夏9～15克,黄芩6～20克,黄连2～10克,干姜3～10克,党参10～20克,炙甘草3～10克,大枣3～10枚。每日1剂,水煎分2次服。

本处方功效是辛开苦降,和胃消痞。用于治疗慢性胃炎,症见胃脘痞满疼痛,食欲减少,干呕或呕吐,肠鸣下利,舌苔薄黄而腻。幽门螺杆菌参与胃炎的发病过程,是慢性胃炎复发的一个重要因素。清除幽门螺杆菌是治疗幽门螺杆菌相关性胃炎的关键。体外抑菌试验证实,黄连、黄芩、干姜、党参、甘草均有不同程度的直接杀灭幽门螺杆菌的作用。半夏泻心汤对幽门螺杆菌感染有较好的清除作用,能减轻胃黏膜炎症,明显改善慢性胃炎的症状。

处方3:复萎汤。玉竹10克,麦冬15克,石斛12克,山楂10

克,蒲公英 15 克。每日 1 剂,水煎 3 次,取汁 300 毫升,每次 100 毫升,每日 3 次口服。同时多饮糖水,以增加胃内酸度。3 个月为 1 个疗程。

本处方功效是养阴清热,健脾和胃。用于治疗萎缩性胃炎。

处方 4:加味二陈汤。陈皮 12 克,半夏 10 克,茯苓 12 克,甘草 3 克,紫苏 12 克,枳壳 10 克,白芍 12 克,焦白术 15 克,焦三仙各 10 克。每日 1 剂,水煎分 2 次服。

本处方功效是燥湿化痰,理气和中。用于治疗慢性胃炎,症见胸膈胀满,胃脘疼痛,食不知味,恶心呕吐,头晕心悸,大便溏稀,舌苔白腻,脉滑。二陈汤燥温化痰,加用紫苏、枳壳、白术、焦三仙以增强健脾化湿、理气和中之力;白芍与甘草配合以缓急止痛。全方对改善痰湿壅盛的慢性胃炎症状有一定的疗效。

3. 康复处方

(1)芡莲山药薏白粥:等量芡实、莲子、淮山药、薏苡仁、炒白术研成细末,每次取 50 克,加大米适量煮粥吃。

(2)黄芪大枣陈皮汤:黄芪 20 克,大枣 10 枚,陈皮 3 克,煎汤代茶,经常饮用,有助于治疗脾胃气滞型胃炎。

(3)养成良好的饮食习惯:胃炎患者应细嚼慢咽,还要注意饮食的规律性,不可暴饮暴食或不规则进食。在急性发作期,宜少量多餐,同时应避免餐间零食。注意饮食卫生,防止饮食不洁。克服不良饮食嗜好,做到寒温适中,少吃辛热,慎食生冷。戒烟酒,不喝浓咖啡、浓茶、各种产气的碳酸饮料等。

(4)避免应用对胃有损伤的药物:大多数的解热镇痛药和糖皮质激素类药等会对胃黏膜造成损害,因此不宜使用。对于苦寒败胃、大辛大热、滋腻难化和燥烈伤胃的中药,在使用时也应该注意对胃肠的影响。

消化性溃疡

消化性溃疡是一种常见的慢性消化系统疾病,指胃肠道黏膜在某种情况下被胃酸/胃蛋白酶消化而造成的溃疡,可发生于食管、胃或十二指肠,也可发生于胃-空肠吻合口附近或含有胃黏膜的Meckel 憩室内。消化性溃疡多见于青壮年,病程迁延,往往反复发作。以上腹部周期性、节律性疼痛,伴嗳气、反酸等症状为主要表现。

1. 西药处方

雷尼替丁,口服,每次 0.15 克,每日 1 次,睡前服。

本处方适合于胃溃疡、十二指肠溃疡、术后溃疡、反流性食管炎的维持治疗其剂量为每日 150 毫克,于饭前顿服。对慢性溃疡病有复发史患者,应在睡前给予维持量。对急性十二指肠溃疡愈合后的患者,应进行 1 年以上的维持治疗。长期(应不少于 1 年)在晚上服用 150 毫克,可避免溃疡(愈后)复发。吸烟者早期复发率较高。在肾功能不全者,本品的血浆浓度升高,$t_1/2$ 延长。因而,当患者肌酐清除率<50 毫升/分升,剂量应减少一半。老年人的肝、肾功能降低,为保证用药安全,剂量应进行调整。本药可降低维生素 B_{12} 的吸收,长期使用可致维生素 B_{12} 缺乏。

2. 中药处方

(1)中成药处方:复方田七胃痛胶囊,口服,每次 3～4 粒,每日 3次。维持用量:症状消失后,继续用药 15 日,每次 2 粒,每日 2 次。

本处方主要成分为三七、延胡索、香附、吴茱萸、川楝子、白芍、白及、枯矾、氧化镁、碳酸氢钠等。具有制酸止痛,理气化瘀,温中健脾,收敛止血等功效。用于胃溃疡、十二指肠球部溃疡及慢性胃炎。

（2）中药方剂

处方 1：溃疡散。海螵蛸 200 克，煅瓦楞子 200 克，白及 100 克，白芍 120 克，甘草 100 克，蒲公英 200 克，陈皮 1 000 克。上药研碎成粉，每次 6 克，每日 3 次，饭前 1 小时服用。十二指肠溃疡者每晚加服 1 次，30 日为 1 个疗程，观察 2 个疗程。

本处方功效是制酸护膜。适用于治疗消化性溃疡。方中海螵蛸含 80% 以上碳酸钙和壳角质，黏液质含量约 15%，故可中和胃酸，降低胃蛋白酶活性，增加胃黏膜环磷腺苷（cAMP）含量，增加胃黏膜细胞前列腺素（PGE_2）合成，加强细胞保护作用，促进溃疡愈合。白及具有收敛止血、消肿生肌作用，常用于肺胃出血、外伤出血及疮伤肿痛等，具有良好的局部止血消炎作用，可使血细胞凝集，形成人工血栓。白芍、甘草酸甘相伍，缓急止痛。蒲公英清热解毒消痛。全方具有止血、止酸、促进溃疡创面愈合作用。

处方 2：仙方活命饮。归尾 15 克，贝母 15 克，天花粉 15 克，金银花 15 克，赤芍 15 克，防风 10 克，白芷 10 克，陈皮 10 克，皂角刺 10 克，穿山甲片 6 克，甘草 6 克，乳香 6 克，没药 6 克。水煎分 2 次服，每日 1 剂。30 日为 1 个疗程。

本处方功效是清热解毒，活血消肿。用于治疗消化性溃疡。仙方活命饮源自《校注妇人良方》，原为治疗疮疡肿毒初起，红肿作痛，属于阳证的方剂，今用于治疗消化性溃疡，取得较好疗效。

3. 康复处方

（1）三七鸡蛋羹：鸡蛋 1 枚，三七粉 2 克，拌匀蒸成蛋羹食用，每晚 1 次。

（2）饴糖方：饴糖 1～2 汤匙，温开水适量化服，长期服用可以止痛、预防复发。主要适用于脾胃虚寒证溃疡患者。

（3）生姜猪肚：生姜（50 克）切碎，放入猪肚中，小火炖，喝汤，吃猪肚。适用于脾胃虚寒型溃疡病呕吐患者。

（4）生姜红糖大枣汤：生姜 60 克，红糖 120 克，大枣 7 枚，水煎，吃枣,喝汤,每日1剂。对溃疡病呕吐效果好。

慢性结肠炎

慢性结肠炎主要指慢性非特异性溃疡性结肠炎。以腹泻、黏液或血便为主要表现,严重者可致急性结肠扩张、穿孔、大出血等并发症。主要累及直肠和乙状结肠,也可累及左、右半结肠,甚至全结肠和回肠末端。本病属中医学"泄泻"范畴,又因泻在黎明之时,故又称"五更泻"。临床症状:常在黎明之时腹部胀痛,肠鸣,泻下如注,完谷不化,泻后则安,或黏液血便或便秘等症,大多反复发作,病程多在半年以上。多因感受外邪、饮食不节、脾胃虚弱、肾阳虚衰、情志失调,或久病气虚损伤脾胃及肠而致清浊不分,升降失司所致。但大多是由急性肠炎迁延而来。

1. 西药处方

处方1:柳氮磺吡啶,口服,每次1克,每日3次。

本处方适合于轻型急性期的治疗,用药的基本方案是用递进法,即先用水杨酸制剂,效果差者加用糖皮质激素。柳氮磺吡啶(SASP)片剂为每日2~4克,分4次口服;栓剂为每日2克塞肛,其不良反应有皮疹、发热、粒细胞减少、再障等。同类药有艾迪莎,主要活性成分美沙拉泰(5-ASA),在碱性肠液中缓慢释放,每日1~2克,分2~4次服用;或保留灌肠每日1克,应用2~4周,对轻、中度溃疡性结肠炎疗效较好。不良反应比SASP少而轻。

用柳氮磺吡啶根据情况可增至每日4~6克。对直肠或乙状结肠炎者可用栓剂或用相同剂量保留灌肠;也可用5-ASA每日1克保留灌肠。如上述治疗无效,可改用糖皮质激素保留灌肠,如氢化可的松琥珀酸钠50~100毫克,每日1~2次。灌肠效果不好或病变范围较广者,采用口服糖皮质激素,泼尼松或泼尼松龙用量为每日 30～40 毫克。

处方 2：

泼尼松，口服，每次 10 毫克，每日 3 次。

艾迪莎，口服，每次 0.5 克，每日 3 次。

本处方适合于中型急性期的治疗。药物治疗的基本方案是：

（1）口服糖皮质激素，另加用水杨酸制剂或免疫抑制药。中型一般都需用糖皮质激素，本类药对溃疡性结肠炎的急性发作期有较好的疗效，其作用机制主要是非特异性抗炎作用。用药途径：一是保留灌肠，氢化可的松琥珀酸盐 50～100 毫克溶于生理盐水 60～100 毫升中，保留灌肠，一般每晚 1 次，必要时每日 2 次。糖皮质激素保留灌肠对于轻、中型患者不失为一种较好的疗法。二是口服，为最常见的用药方法，泼尼松或泼尼松龙每日 20～40 毫克，重症患者可达每日 60 毫克，在急性发作期，给药剂量要足，一般用药 2～3 周后症状开始缓解，如不减轻应改为静脉给药；症状缓解后可逐渐减量，减药的速度不宜太快，以免症状反跳，通常 7～10 日减 5 毫克。肝功能不全时，宜选用泼尼松龙。长期应用糖皮质激素可出现痤疮、多毛症、满月脸、向心性肥胖，并且可诱发高血压、糖尿病、骨质疏松及抵抗力降低等。

（2）口服糖皮质激素泼尼松或泼尼松龙，开始每日剂量为 30～40 毫克，应 2～3 周后可见到效果，症状控制后再逐渐减量，并可应用艾迪莎、硫唑嘌呤等药物辅助治疗。必要时可适当采用抗腹泻药物（如洛哌丁胺）以减轻一些症状，但不要长期使用。

（3）缓解期的维持治疗应以 SASP 和 5-ASA 制剂为主，维持剂量减半，维持时间 6 个月到 1 年。

2. 中药处方

（1）中成药处方

处方 1：补脾益肠丸，口服，每次 6 克，每日 3 次。

本处方为胃肠分溶型水蜜丸，功能为补中益气，健脾和胃，涩肠止泻,止痛止血,生肌消肿。适用于脾虚泄泻症,临床表现为腹泻腹痛、腹胀、肠鸣、黏液血便或阳虚便秘等,以及慢性结肠炎,溃疡性结肠炎,结肠过敏见上述症状者。儿童酌减;重症加量或遵医嘱,30日为1个疗程,一般连服2~3个疗程。

处方2:四神丸,口服,每次9克,每日1~2次。

本处方为固涩剂,具有温肾散寒,涩肠止泻之功效。用于肾阳不足所致的泄泻,症见肠鸣腹胀、五更溏泻、食少不化、久泻不止、面黄肢冷。

(2)中药方剂

处方1:苍芷合剂。苍术30克,白芷10克,白及15克,生黄芪15克,木香15克,三七6克,黄连3克,干姜3克。每日1剂,煎成200毫升,混匀,分早晚各1次,保留灌肠。

本处方功效是燥湿行气,益气调中,化瘀生肌。用于治疗慢性结肠炎。本方抓住慢性结肠炎局部黏膜炎症及脾虚湿阻、寒热错杂的特点,病证结合,用苍术、生黄芪、木香,以燥湿健脾理气;黄连、干姜寒温并用,以辛开苦降;白芷、白及、三七化瘀去腐生肌。

处方2:补脾益肾汤。炒山药30克,焦白术10克,茯苓15克,陈皮10克,菟丝子15克,补骨脂15克,焦山楂10克,肉桂6克。每日1剂,水煎分2次服,12剂为1个疗程。

本处方功效是健脾温肾,消食止泻。用于治疗慢性肠炎。

处方3:温中实脾汤。熟附子(先煎)10克,白术炭10克,煨木香10克,肉桂(后下)5克,黄连5克,炒枳壳5克,炮姜5克,茯苓15克,山楂炭15克。每日1剂,水煎2次,上下午分顿服,7天为1个疗程。

本处方功效是温中散寒,清热燥温。用于治疗慢性结肠炎寒热夹杂症。慢性结肠炎多见寒热夹杂,故治疗常寒温并用,连姜汤与本方一样,既用苦寒之黄连清热燥湿,又用炮姜温中散寒止痢,配合白术等健脾化湿。本方较之连姜汤温阳散寒力量更强,适用于寒热错杂,脾肾阳虚突出者。

3. 康复处方

(1)萝卜姜汁糖茶:姜汁15毫升,蜜糖30克,萝卜汁50毫升,浓红茶1杯。调匀,蒸热。每日2次。温化寒湿、行气导滞。对腹痛、舌淡、脉濡缓、里急后重、下痢白多赤少、纯白黏胨有疗效。

(2)马齿苋绿豆汤:绿豆50克,马齿苋50克,粳米50克。将马齿苋、绿豆、粳米同煮成粥。每日2次。对腹痛、便下脓血、赤白黏胨、小便黄短有疗效。

(3)大麦土豆粥:大麦仁100克、土豆300克、食盐、葱花、植物油各适量。土豆去皮,切小丁;大麦仁去杂,洗净。锅上火,放油烧热,放葱花煸香,加水,放入大麦仁烧至沸,再加土豆丁煮成粥,加食盐调味。每日早、晚分食。对溃疡性结肠炎有疗效。

(4)健脾止泻糕:鲜山药250克,赤小豆150克,芡实30克,白扁豆20克,茯苓20克,乌梅4枚,果料及白糖各适量。赤小豆制成豆沙,加适量白糖。茯苓、白扁豆、芡实米共研成细末,加少量水蒸熟。鲜山药去皮,蒸熟,加入上粉,拌匀成泥状,在盘中放一层鲜山药粉末泥,一层豆沙,放6～7层,上层点缀适量果料,上锅再蒸。乌梅、白糖熬成脓汁,浇在蒸熟的糕上。分食之有健脾止泻之功。

(5)炒虾仁:虾仁400克,蘑菇汤50克,青豆50克,香菇200克,葱花、食盐、味精、黄酒、水淀粉、香油、植物油、番茄酱各适量。炒锅上火,油烧到七成热,加素虾仁炸1分钟,控油。锅底留油少许,烧热后加葱花、青豆、香菇丁略炒,加蘑菇汤、食盐、味精、黄酒烧沸,用水淀粉勾稀芡,加素虾仁炒匀后,浇上香油,颠翻几下,加番茄酱即可。随餐食用,用量自愿。对溃疡性结肠炎有疗效。

肝 硬 化

　　肝硬化是由一种或多种原因引起的、以肝组织弥漫性纤维化、假小叶和再生结节为组织学特征的进行性慢性肝病。在我国大多数为肝炎后肝硬化,少部分为酒精性肝硬化和血吸虫性肝硬化。在病理组织学上有广泛的肝细胞坏死、残存肝细胞结节性再生、结缔组织增生与纤维隔形成,导致肝小叶结构破坏和假小叶形成,肝脏逐渐变形、变硬而发展为肝硬化。早期无明显症状,后期因肝脏变形硬化、肝小叶结构和血液循环途径显著改变,临床以门静脉高压和肝功能减退为特征,常并发上消化道出血、肝性脑病、继发感染等而死亡。

1. 西药处方

　　维生素 C,口服 0.1 克,每日 3 次。

　　维生素 E,口服 0.1 克,每日 1 次。

　　复合维生素 B,口服 1～2 片,每日 3 次。

　　葡醛内酯,口服 0.1 克,每日 3 次。

　　本处方适合于肝硬化。方中葡醛内酯(肝泰乐),是构成结缔组织的重要成分,认为能与肝内和肠内毒物结合形成无毒的葡萄糖醛酸结合物而排出,并可促使体内代谢物加速排泄,有保肝及解毒作用。维生素 C 和维生素 E 均有抗氧化作用,参与体内多种物质代谢,如保护细胞膜不受氧化破坏,保持细胞间质的完整、维持毛细血管的正常通透性,促使体内代谢产物的排泄等。故可作为肝硬化的辅助用药。

2. 中药处方

　　(1)中成药处方

　　处方 1:中满分消丸,口服,每次 6 克,每日 2 次。

本处方具有健脾行气,利湿清热的功效。主要用于腹大胀满,脘腹撑急,小便不利,下肢水肿,伴烦热口苦,舌苔黄腻,脉滑数。孕妇慎用。服药期间饮食宜淡易消化之品,慎食辛辣肥腻之物。

处方2:调中四消丸,口服,每次6克,每日1次,温开水送服。

本处方具有消食化滞,利水止痛的功效。主要用于脘腹坚满而痛,胃有振水音,或肠间辘辘有声,纳呆脘闷,小便短小不利,苔白,脉弦有力。

处方3:七味都气丸,口服,每次9克,每日2次。

本处方具有滋养肝肾,利水消肿的功效。主要用于腹大中满,腹皮紧,四肢瘦,腹部青筋显露,面色黧黑,午后潮热,心烦,舌红少苔,或有瘀斑,脉弦细数。

(2)中药方剂

处方1:解毒活血方。赤芍30克,八月札10克,灵芝10克,连翘10克,藤梨根10克,黄芪15克,枸杞子15克,红花10克,丹参30克。每日1剂,水煎分2次服。1个月为1个疗程,每疗程间隔6日,3个疗程后观察疗效。

本处方功效是行气活血,益气解毒。用于治疗肝硬化。本方是在著名老中医的验方基础上,重用赤芍而成。黄芪、枸杞子、灵芝培补气阴,连翘、藤梨根清热解毒,红花、丹参、牡丹皮、赤芍活血化瘀,兼清里热,八月札行气解郁活血。全方重在清热扶正,又不失活血化瘀散结这一传统疗法之宗旨。

处方2:软肝汤。生大黄6~9克,桃仁9克,土鳖虫3~9克,丹参9克,鳖甲9克,穿山甲9克,黄芪9~30克,白术15~60克,党参9~15克。每日1剂,水煎服。

本处方功效是活血化瘀,软肝散结,益气健脾。治疗早期肝硬化伴轻度腹水(癥瘕、积聚、胁痛、臌胀)。本方为姜氏治疗早期肝硬化的经验总结,以张仲景《金匮要略》下瘀血汤加味而成。方中大黄荡涤瘀血,桃仁活血化瘀,土鳖虫逐瘀破结,三味相合,破血之力颇猛;并以丹参活血凉血、消肿,促进肝功能好转;穿山甲软坚,鳖甲滋阴,两药对肝脾肿大均有散结消肿作用;佐以黄芪、白术、党参益气健脾。上药共具活血化瘀,益气扶正,攻补兼施之功。孕妇忌服。

脂 肪 肝

　　脂肪肝,西医又称脂肪性肝病或肝内脂肪变性,是由于各种原因引起的肝细胞内脂肪蓄积过多的一种病理状态。中医学无脂肪肝的病名,根据症状归属于"胁痛、积聚、痰饮、肥气、臌胀、痞证"等范畴,根据其临床表现,现国家标准定名为"肝癖"。

　　在正常情况下,人体的脂肪有两大类:一类是中性脂肪,可随人的营养状况和机体活动的多少而变化。另一类为类脂,包括磷脂、胆固醇和胆固醇酯,是人体细胞膜的重要组成部分,也是合成胆盐、维生素 D、类固醇激素的重要原料,是固定不变的。

　　正常人肝内脂肪含量占肝脏重量的 $3\%\sim5\%$,其中磷脂占 50%,三酰甘油占 20%,游离脂肪酸占 20%,胆固醇约占 7%,其余为胆固醇酯等。当肝内脂质含量超过肝湿重的 5%,或在显微镜下肝组织切片每单位面积内见 30% 以上的肝细胞内有脂滴存在时,称为脂肪肝。除此之外,其他脂类成分、糖原含量、羟脯氨酸、肝脏蛋白质及水分也相应改变。但由于脂代谢酶的遗传性缺陷而导致脂肪酸、胆固醇或类脂复合物在肝脏等处沉积的脂质沉积症不属于脂肪肝的范畴。

　　脂肪肝患者,主要是脂肪酸和三酰甘油量的异常增高,而胆固醇及磷脂等相对增加较少。在不同的病因下,积聚在肝内的脂肪可以是三酰甘油、磷脂、糖脂、胆固醇脂或神经酰胺等。因此,脂肪肝的命名,更确切地讲,应该包括说明脂类的性质,如"磷脂性脂肪肝""固醇性脂肪肝"等。由于大多数的脂肪肝是由三酰甘油积聚所致,故一般所讲的脂肪肝即指此类脂肪肝。

随着医学的发展,肝病学家发现,部分脂肪肝患者的肝脏有炎症表现,甚至有些患者的肝脏会出现肝纤维化、肝硬化。因此,目前肝病学家将脂肪肝称为脂肪性肝病,是指各种原因引起的以肝细胞脂肪变性为主的临床病理综合征,包括单纯性脂肪肝、脂肪性肝炎和脂肪性肝硬化等。

1. 西药处方

处方1:苄氯贝特,100毫克,晚餐后服1次;或苯扎贝特,口服200～400毫克,每日2次。

本处方适合于脂肪肝血脂异常时的降脂治疗。贝特类降脂药禁用于:①肝脏疾病患者(脂肪肝除外)。②胆囊疾病(如胆结石)患者。③严重肾功能不全者(血清肌酸酐>1.5毫克/分升或肌酐清除率<60毫升/分钟)。

本药与其他3-羟基-3-甲基戊二酸单酰辅酶A(HMG-CoA)还原酶抑制药合用,可能产生严重的肌肉损害,故禁止合用。使用贝特类药物治疗过程中出现过光敏反应的患者禁用本药。

处方2:多烯磷脂酰胆碱,口服2粒,每日3次。

本处方适合于脂肪肝的护肝去脂治疗。多烯磷脂酰胆碱胶囊剂应于餐后用大量液体整粒送服。如患者少服用1次剂量,可在下次服药时补服;如少服1日剂量,则无须补服。视病情的严重程度疗程可长达1年。

处方3:熊去氧胆酸,口服100～200毫克,每日2次;或脂必妥,口服,每次1.05克,每日3次。

本处方适合于脂肪肝的护肝去脂治疗。熊去氧胆酸禁用于:①对胆汁酸过敏者。②严重肝功能减退者。③胆道完全阻塞者。

本药需服用较长时期(至少6个月以上)。有胆囊切除术指征的患者,包括持续性急性胆囊炎、胆管炎、胆石性胰腺炎或胆道胃肠瘘不宜选用本药治疗。

2. 中药处方

(1)中成药处方

处方 1:降脂灵片,口服,每次 5 片,每日 3 次。

本处方具有补肝益肾、养血、明目、降脂功效。适合于肝肾阴虚型脂肪肝,头晕,目昏,须发早白,高脂血症。

处方 2:通泰胶囊,口服,每次 4 粒,每日 3 次。

本处方具有通便降脂功效。适合于脂肪肝兼大便秘结者。

处方 3:月见草油胶丸,口服,每次 3 丸,每日 3 次。

本处方具有化湿行气,疏肝化瘀功效。适合于各类轻、中度脂肪肝属肝郁湿阻者。孕妇禁用。

处方 4:化滞柔肝颗粒,开水冲服。每次 1 袋,每日 3 次,每服 6 日需停服 1 日或遵医嘱。

本处方具有清热利湿,化浊解毒,祛瘀柔肝功效。适合于非酒精性单纯性脂肪肝湿热中阻证,症见肝区不适或隐痛,乏力,食欲减退,舌苔黄腻。

处方 5:壳脂胶囊(甘复生),口服,每次 5 粒,每日 3 次。

本处方具有清化湿浊、活血散结、补益肝肾功效。适合于非酒精性脂肪肝湿浊内蕴、气滞血瘀或兼有肝肾不足郁热证等。

(2)中药方剂

处方 1:枳术汤合升降散,枳实 40 克,生白术 20 克,蝉蜕 6 克,生大黄 6 克(大便溏泄者改为熟大黄),僵蚕 10 克,姜黄 10 克。上药加水适量煎煮,连煎 2 次,取汁去渣,将 2 次药汁合并。每日 1 剂,分 2 次温热服。

本处方功效是健脾化湿,祛痰散结,活血化瘀。用于治疗脾气虚弱型脂肪肝。

处方 2:溪黄草虎杖汤,溪黄草 30 克,虎杖 15 克,大黄 10 克。上药加水适量煎煮,连煎 2 次,取汁去渣,将 2 次药汁合并。每日 1 剂,分 2 次温热服。

本处方功效是清肝利湿，排毒化瘀。用于治疗肝经湿热型脂肪肝。

处方3：消脂益肝茶，柴胡2克，丹参2克，山楂2克，白芍2克，枳壳2克，安溪铁观音茶4克。中药共研细末后，与茶混合制成袋茶。每日上下午各泡服1次，每次1袋，频频饮服之。

本处方功效是疏肝健脾，理气化痰。用于治疗肝郁气滞型脂肪肝。

处方4：益肾清肝汤，菟丝子20克，女贞子20克，枸杞子20克，淫羊藿15克，何首乌15克，决明子15克，白芍30克，虎杖30克，泽泻20克。上药加水适量煎煮，连煎2次，取汁去渣，将2次药汁合并。每日1剂，分2次温热服。

本处方功效是益肾养肝。用于治疗肝肾阴虚型脂肪肝。

处方5：健脾活血方，炒白术9～15克，泽泻9～15克，丹参9～15克，川郁金9～15克。上药加水适量煎煮，连煎2次，取汁去渣，将2次药汁合并。每日1剂，分2次温热服。

本处方功效是健脾利湿，活血化痰。用于治疗痰湿内阻兼血瘀型脂肪肝。

处方6：化痰散瘀方，王不留行20克，丹参12克，泽兰10克，生山楂10克，胆南星10克，郁金10克，枳实6克，决明子15克，土茯苓15克。上药加水适量煎煮，连煎2次，取汁去渣，将2次药汁合并。每日1剂，分2次温热服。

本处方功效是活血化瘀，祛湿化痰。用于治疗痰瘀交阻型脂肪肝。

处方7：化痰祛瘀方，丹参15克，郁金15克，泽泻15克，虎杖30克，决明子30克，生山楂30克，荷叶10克。上药加水适量煎煮，连煎2次，取汁去渣，将2次药汁合并。每日1剂，分2次温热服。

本处方功效是活血化瘀，疏肝和络，化痰降脂。用于治疗气血瘀阻型脂肪肝。

3. 康复处方

(1)冬瓜三豆汤:冬瓜 250 克,蚕豆 100 克,绿豆 60 克,白扁豆 30 克。将冬瓜洗净,去皮,切块,同蚕豆、绿豆、白扁豆一同放入砂锅中,加水适量煨煮 1 小时,取汤即成。每日早、晚分饮。健脾利湿,清暑消肿。适用于脾气虚弱型脂肪肝。

(2)苹果萝卜芹菜汁:苹果 1 个,胡萝卜 1 个,芹菜 50 克,柠檬 1/4 个。将苹果洗净后去皮、除核,胡萝卜洗净,均切成片;将芹菜洗净,切成段,与苹果片、胡萝卜片一同放入榨汁机中搅碎,再放入柠檬汁搅匀即成。补血安神,清肝降脂。

(3)马齿苋蒲黄粥:鲜马齿苋 150 克,蒲黄粉 10 克,粟米 100 克。将鲜马齿苋拣去杂质,洗净,切碎后盛入碗中备用。将粟米淘洗干净,放入砂锅,加适量水,大火煮沸后,改用小火煮 30 分钟,加切碎的鲜马齿苋,拌和均匀,继续煮至粟米酥烂,待粥将成时调入蒲黄粉,再煮沸即成。早晚餐食用。清热解毒,散瘀降脂。适用于肝经湿热型脂肪肝。

(4)热水袋热敷法:选择大号不漏水的热水袋,然后将 70℃左右的热水装至热水袋容量的 2/3,排出袋内气体,旋紧袋口,装入棉布套内或用棉布包好后敷于腹部及肝区,每次热敷 20～30 分钟,每日 2 次。治疗脂肪肝肝区疼痛的患者。

(5)药物敷贴法:生川芎 15 克,甘草 9 克,食盐少许。混合捣融成膏。将药膏摊于肾俞、腰眼穴位上,覆以纱布,胶布固定,每日一换。适用于各种原因引起的脂肪肝,虚寒患者最宜。

胆囊炎

胆囊炎是指由胆结石、胆囊管炎症水肿、蛔虫等原因使胆囊管阻塞,胆汁淤积浓缩,刺激胆囊引起的化学性炎症,可继发细菌感染,是发病率较高的疾病之一。根据其临床表现和临床经过,又可分为急性和慢性两种类型,常与胆石症合并存在。右上腹剧痛或绞痛,多为结石或寄生虫嵌顿梗阻胆囊颈部所致的急性胆囊炎,疼痛常突然发作,十分剧烈,或呈现绞痛样。胆囊管非梗阻性急性胆囊炎时,右上腹疼痛一般不剧烈,多为持续性胀痛,随着胆囊炎症的进展,疼痛亦可加重,疼痛呈现放射性,最常见的放射部位是右肩部和右肩胛骨下角等处。

1. 西药处方

处方1:

山莨菪碱(654-2),静脉滴注,每次 10 毫克,每日 2 次。

33%硫酸镁,口服,每次 20 毫升,每日 3 次。

氨苄西林,肌内注射,每次 1 克,每日 2 次。

本处方适合于急性胆囊炎。用药的基本方案是:镇痛药+利胆药+抗菌药。

山莨菪碱为抗胆碱能药物,能解除胆道平滑肌痉挛,缓解胆绞痛。效果优于阿托品,但对严重胆绞痛往往需要合并应用其他镇痛药。急性胆囊炎胆绞痛较轻者可单独用抗胆碱能药物(如山莨菪碱、阿托品等)止痛,痛甚者用抗胆碱能药加异丙嗪注射,更剧烈者将抗胆碱能药与强效镇痛药哌替啶或二氢埃托啡合用。吗啡镇痛作用强,但能增加胆道平滑肌张力,单独应用效果不理想。一般选用哌替啶,每次 50~100 毫克,肌内注射。严重的胆绞痛,可选用镇痛作用强大的二氢埃托啡。镇痛药有依赖性,应限制使用。

硫酸镁既有利胆作用,又有镇痛作用。硫酸镁可刺激小肠黏膜分泌胆囊收缩素,促进胆汁分泌,并能松弛胆道括约肌。33%硫酸镁每次 10~30 毫升口服,每日 3 次。

急性胆囊炎用抗菌药物治疗,以防发生菌血症及化脓性并发症。通常可根据病情选用氨苄西林及头孢菌素类、喹诺酮类抗生素,考虑厌氧菌感染时合并用甲硝唑、替硝唑等,这些药物均能在胆汁中有较高浓度。最好依据胆汁或血液细菌培养,以及药物敏感试验结果指导选择抗生素。

同时,应配合禁食、胃肠减压、静脉补充营养、维持水电解质平衡等综合治疗措施。

处方2:

33％硫酸镁,口服,每次20毫升,每日3次。

利胆片,口服,每次5片,每日3次。

本处方适合于慢性胆囊炎。用药的基本方案是:利胆药＋镇痛药(酌情)。硫酸镁既有利胆作用,又有镇痛作用,仍为首选药。

处方3:保胆健素,口服,每次1～2粒,每日3次。

主要成分是丁醚二醇,具有增加胆汁生成及分泌、引导胆汁排流、消除胆石、促进新陈代谢、降低血清胆固醇的作用,药性温和。严重前列腺肥大及青光眼患者慎用。

2. 中药处方

(1)中成药处方

处方1:金胆片,口服,每次5片,每日2～3次。

主要成分有龙胆草、金钱草、虎杖、猪胆膏等,本处方具有利胆消炎的功效。主要用于急慢性胆囊炎、胆石症及胆道感染。孕妇慎用。

处方2:消炎利胆片,口服,每次4～6片,每日3次。

本处方既有利胆作用,又有消炎功效。主要成分有金钱草、金银花、黄芩、大青叶等,具有促进胆汁分泌、消炎利胆、解痉镇痛作用。

处方3:胆乐胶囊,口服,每次4粒,每日3次。

本处方具有理气止痛,利胆排石的功效。方中郁金疏肝利胆,活血化瘀;金钱草清热解毒,利尿排石;山楂疏肝解郁;陈皮行气。诸药共奏理气止痛,利胆排石之功。用于治疗气滞型慢性胆囊炎、胆石症。

（2）中药方剂

处方 1：利胆排石饮。柴胡 9 克，生大黄 9 克，枳壳 9 克，金铃子 9 克，黄芩 9 克，广郁金 9 克，金钱草 45 克，红藤 30 克。上药（除大黄外）加适量水煎煮 2 次，取汁混合，加入生大黄浓缩至处方量，稍静置后，过滤。滤液加入适量苯甲酸钠（0.2%）、甜叶菊苷浸膏（1%），加水调整至全量，分装于 500 毫升生理盐水瓶内，100℃ 30 分钟灭菌，备用。临床用灭菌棉花、纱布过滤，分装于 20 毫升塑料安瓿中，每日服 3 次，每次 1 支。

本处方功效是疏肝行气，利胆化石。用于治疗慢性胆囊炎，胆石症。利胆排石饮有显著促进大鼠胆汁分泌、加速小鼠胆囊排空的功效，并有抗炎作用。

处方 2：加减大柴胡汤。柴胡 12～18 克，大黄 9～18 克，白芍 10～30 克，枳实 9 克，黄芩 10 克，半夏 10 克，郁金 10 克，木香 10 克，延胡索 15 克，生姜 12 克。每日 1 剂，水煎服，7 日为 1 个疗程。

本处方功效是疏肝利胆，通腑泄热。用于治疗急性胆囊炎、慢性胆囊炎急性发作。大黄泻下通腑，使湿热毒邪有出路，对消除疼痛与及早恢复消化道功能具有明显的效果；柴胡、枳实、木香等有明显的利胆作用；黄芩清热，半夏降逆，白芍、延胡索止痛。全方共奏清泄胆腑湿热，疏肝理气止痛之效。在急性单纯性胆囊炎的治疗上，可及早控制和缓解病情，抑制炎症反应；在急性化脓性胆囊炎的治疗上，配合西药治疗可控制炎症，避免手术痛苦。

处方 3：胆黄散。鲜猪胆 20 个，鲜绿豆 500 克，大黄 50 克，甘草 20 克。切开猪胆颈部，将绿豆装入猪胆中，用线缝紧，悬吊于干燥通风处，等胆汁浸透绿豆后，洗净胆外污物，连同大黄、甘草放入温箱中烤干研末，过筛后约 450 克，每日早、中、晚各服 10 克，15 日为 1 个疗程。

本处方功效是利胆清热。用于主治慢性胆囊炎。

3. 康复处方

(1)苹果汁加柠檬汁:每日喝 4 杯苹果汁,连续 5 日,其他饮食正常(少油)。苹果汁作用是软化结石,使其易于排出。第六日晚饭不吃,晚上 6 时喝 1 杯加入 1 茶匙泻盐(硫酸镁)的温水。晚上 8 时再喝 1 杯同样溶液。晚上 10 时,以半杯新鲜柠檬汁与半杯橄榄油搅拌均匀喝下。柠檬汁可软化胆管,橄榄油促使胆囊分泌大量胆汁,把结石冲出胆囊,排出体外。第七日早晨如厕时即可排出,浮在水面的绿色油状圆形物即是结石,大如草莓,小如细沙状。

(2)金钱草茶:用金钱草鲜者 100 克(或干者 50 克),煎汤代茶,每日 1 次,可以连续服用。

(3)按摩法:①按摩时,端坐在椅子上,两脚并拢,调匀呼吸。先用右手掌拍打左肩,再用左手拍打右肩,交替拍打 20 次。②用藤拍子,拍打右侧肩背 50 次。③用手掌揉摩两大腿外侧从上到下 20 次,以一手拇指、食指、中指之端揉捏小腿腓肠肌自上而下 10 次。④最后做放松动作,用双手掌轻轻拍打腰背及大腿外侧上下各 30 次。按摩每日做 1 次,每次 20 分钟左右。

便　　秘

便秘是指大便秘结,粪便量减少,排便周期或时间延长,或虽有便意但排便困难的病症。便秘是临床常见的复杂症状,而不是一种疾病。必须结合粪便的性状、本人平时排便习惯和排便有无困难做出有无便秘的判断。如超过 6 个月即为慢性便秘。引起便秘的原因有久坐少动、食物过于精细、缺少粗纤维等,使大肠运动缓慢,水分被吸收过多,粪便干结坚硬,滞留肠腔,排出困难。

1. 西药处方

处方 1:西沙必利,晚上睡觉前服,每次 10 毫克。

本处方适合于慢性便秘,还可用于假性肠梗阻导致的推进性蠕动不足和胃肠内容物滞留。成人根据病情一日总量 15～40 毫克,分 2～4 次口服。治疗便秘,每日总药量宜分 2 次服用。有关用药剂量、每日服用次数、疗程及是否需要维持治疗(每日 1 次足够)等个体间差异较大,一般 1 周内症状可得到改善,但对于严重便秘者理想的治疗效果可能需 2～3 个月。已知对本品过敏者禁用。

处方 2:开塞露 1 支,肛门直肠用药。

本处方适用于小儿及年老体弱者便秘的治疗。开塞露的主要化学成分是甘油和山梨醇。将容器顶端刺破或剪开,涂以油脂少许,缓慢插入肛门,然后将药液挤入直肠内,成人一次 1 支,儿童一次半支。刺破或剪开后的注药导管的开口应光滑,以免擦伤肛门或直肠。如正在使用其他药品,使用本品前请咨询医师或药师。

2. 中药处方

(1)中成药处方

处方 1:麻仁润肠丸,口服,每次 2 丸,每日 1 次。

本处方润肠通便,用于肠胃积热,脘腹胀满,大便秘结者。

处方 2:通便灵胶囊,口服,每次 5～6 粒,每日 1 次。

本处方泻热导滞,润肠通便。用于热结便秘,长期卧床便秘,一时性腹胀、便秘及老年人习惯性便秘。

(2)中药方剂

处方 1:参杞冲剂。玄参 9 克,麦冬 9 克,枸杞子 12 克。以沸水(约 500 毫升)冲泡,饭后或晚饭后 1 次内服。

本处方功效是滋阴润燥。用于治疗肠燥便秘,症见大便干结,口干,舌苔少津。津液具有滋润和濡养的功能,亦具有濡润滑利的作用。因此,大肠的传导功能有赖于津液的濡润滑利作用。如津液亏损,则肠道干枯,可致便秘。方中用玄参、麦冬、枸杞子即是滋养津液,"增水行舟",润肠通便。

处方 2:加味调胃承气汤。党参 60 克,杏仁 15 克,芒硝(后溶)

15克,大黄7克,甘草7克。以水煎取汁200～300毫升,分2次服。一般服2～3剂,大便松软后,再服杏仁10克,党参60克,芒硝(后溶)7克,大黄5克,甘草5克,3～5剂,以巩固疗效。

本处方功效是润肠通便。用于治疗老年性便秘。方中大黄为刺激性泻药,为肠动力药,大黄酸蒽醌能刺激大肠,使排空运动量增加,促进排便动作;芒硝为软化性泻药,与大黄相伍,能起速效通便作用,迅即解除便秘标急之苦;杏仁肃肺降气,润肠通便;党参、甘草益气,且缓大黄、芒硝泻下之力,可免泻下伤正之弊。

处方3:肃肺通结汤。麻黄5克,白术20克,杏仁15克,枳实10克,甘草6克。水煎服,每日1剂,早晚温服。

本处方功效是宣肺降气。用于治疗便秘。"肺与大肠相表里"。肺主宣发,是大肠得以濡润的基础,使大肠不致燥气太过;肺主肃降,是大肠传导的动力。肺藏魄,肛门又称"魄门"为肺气下通之门户,可见肺与大肠的关系密切,所以肺气肃降则大便通畅,出入有常,肺气上逆可致大肠腑气壅滞,而见大便秘结,腹痛腹胀。麻黄、杏仁宣肃肺气,故而有通便之功。金代脾胃大家李东垣治疗便秘首推白术,并嘱尤需生品重用,始克有济。枳实宽中下气,增加排便力量,诸药相合,能使大便通、痞满消。

3. 康复处方

(1)生地汤:生地黄12～30克,水煎服。

(2)蒲公英汤:蒲公英90克,加水500毫升,煎至100毫升,加入白糖或蜜适量调服,每日1次,连服3～5天。

(3)燕麦魔芋粥:魔芋精粉10克,燕麦50克,煮粥,作早餐吃。

(4)黑芝麻木耳大枣粥:黑芝麻粉30克,黑木耳15克,大枣10枚,大米适量,一起煮粥吃,每日1次。

(5)按揉法:以自己手掌的掌根按顺时针方向按摩腹部,早晚各5～10分钟。

四、泌尿科常见病处方

急性肾小球肾炎

急性肾小球肾炎（AGN），简称急性肾炎，是一组以急性肾炎综合征（血尿、蛋白尿、水肿和高血压）为主要临床表现的肾脏疾病，可伴一过性肾功能损害。多种病原微生物如细菌、病毒及寄生虫等均可致病，但大多数为链球菌感染后肾小球肾炎。

1. 西药处方

处方1：

氢氯噻嗪，口服，每次 25 毫克，每日 2 次。

青霉素 G，肌内注射，每次 80 万单位，每日 2 次。

本处方适合于急性肾小球肾炎。用药的基本方案是：利尿药＋抗生素＋降血压药。

急性肾小球肾炎患者大多有程度不同的水肿，一般轻度水肿无须治疗，经限制钠盐及水的摄入和卧床休息即可消退。如经控制水、盐摄入后水肿仍明显者，应加用利尿药（既有利尿作用，又有降血压功效）。先选用噻嗪类利尿药如氢氯噻嗪，效果不佳时应用呋塞米；如血钾偏低仍有水肿者，可加用留钾利尿药如螺内酯（安体舒通）、氨苯蝶啶。

对急性肾小球肾炎患者控制感染可选用青霉素类如青霉素 G；头孢菌素类抗生素（如头孢拉定）等。在急性肾炎治疗中，对于应用青霉素或大环内酯类等针对链球菌的抗生素控制感染、消除残存抗原的作用,至今尚无肯定意见。大多数学者认为,在肾炎起病之后开始应用抗生素治疗,对于肾炎的病情及预后无明显作用。但是,目前一般主张在病灶细菌培养阳性时,仍应积极应用抗生素治疗,以起到预防感染蔓延的作用。此外,多数临床医师还主张不管细菌培养结果如何,均应用青霉素等药物,为期2周左右或直至治愈。更有人主张治愈后继续用药度过冬季,其目的为一方面控制一些隐蔽的感染病灶,另一方面可预防其他细菌或链球菌非肾炎菌株引起新的感染,使肾炎加重而影响肾功能。

积极而稳步地控制血压对于增加肾血流量,改善肾功能,预防心、脑并发症实属必要。常用噻嗪类利尿药和(或)襻利尿药,利尿后即可达到控制血压的目的。必要时可用钙通道阻滞药,如尼群地平、盐酸哌唑嗪以增强扩张血管效果。对于严重的高血压,既往常用肌内注射硫酸镁降血压,在肾功能不良条件下易发生高镁血症,引起呼吸抑制,目前已被许多有效的快速降血压药物如硝普钠所取代。

出现严重并发症时的治疗如下。

(1)急性心力衰竭的治疗:控制钠盐和水分往往可使肺瘀血或急性心力衰竭好转。近年来,多数学者认为急性肾炎虽出现胸闷、气短、心界扩大、心率增速、肺瘀血、肺底啰音等心力衰竭症状,但心排血量不降低,射血分数不减少,似乎与心力衰竭的病理生理基础不同,实质上是水、钠潴留,血容量增加所致的瘀血状态。因此,控制心力衰竭主要措施为利尿降压,必要时可应用酚妥拉明或硝普钠静脉滴注,以减轻心脏前后负荷。洋地黄类药物对于急性肾炎合并心力衰竭效果不肯定(因为此时心肌收缩力并不下降),不作为常规应用,仅于必要时试用。

(2)高钾血症的治疗:注意限制饮食中钾的摄入量,应用排钾性利尿药均可防止高钾血症的发展。如尿量极少,导致严重高钾血症时,可用葡萄糖胰岛素静脉滴注及高渗碳酸氢钠静脉滴注。但以上措施均加重水、钠潴留和扩张血容量,故应慎重。必要时可用腹膜或血液透析治疗。

处方2:

氢氯噻嗪,口服,每次25毫克,每日2次。

红霉素,静脉滴注,每次0.6克,每日2次。

本处方适合于对青霉素G过敏者。用3日后改用口服大环内酯类,如阿奇霉素、罗红霉素等,也可应用喹诺酮类如环丙沙星等药物。

2. 中药处方

中药方剂

处方1:茅坤汤。白茅根60克,益母草25克,泽泻25克,半边莲25克,车前子(包)20克,猪苓20克。每日1剂,水煎2次,早晚各服1次。

本处方功效是清热利温。用于治疗急性肾炎。

处方2:复方益肾合剂。生黄芪15克,半边莲9克,半枝莲9克,茜草9克,蒲黄9克,丹参9克。每日1剂,水煎服。或制成冲剂,每日3次,每次1包。

本处方功效是益气活血,清热利水。用于治疗急性肾炎。方中黄芪能益气,有利尿消肿作用;丹参活血祛瘀;半边莲、半枝莲清热解毒,利水消肿;茜草、蒲黄凉血活血,也有利水消肿作用。现代研究蒲黄对缺血性肾脏损害有保护作用。虚寒证慎用。

3. 康复处方

(1)西藕苹果汁:西瓜汁、藕汁、苹果汁各适量。将上3汁混合,每日3次,随量饮服。

(2)冬瓜粥:冬瓜100克,粳米100克。将冬瓜洗净,连皮切碎,与洗净的粳米一同放入砂锅内,加适量水煮成粥,随量服食。

慢性肾小球肾炎

慢性肾小球肾炎简称慢性肾炎,是以蛋白尿、血尿、高血压、水肿为基本临床表现,起病方式各有不同,病情迁延,病变缓慢进展,可有不同程度的肾功能减退,最终将发展为慢性肾衰竭的一组肾小球病。由于本组疾病的病理类型及病期不同,主要临床表现可各不相同,疾病表现呈多样化。

1. 西药处方

处方1:

氢氯噻嗪,口服,每次25毫克,每日3次。

依那普利,口服,每次10毫克,每日2次。

维拉帕米,口服,每次40毫克,每日3次。

本处方适合于慢性肾小球肾炎的治疗。慢性肾炎患者的药物治疗目的是控制血压、消除水肿和蛋白尿,保护肾功能,延缓肾病进展。用药基本方案是:利尿药+降血压药+其他对症治疗药。

本处方用了1种利尿药,2种降压药。利尿药在慢性肾小球肾炎的药物治疗中占有重要地位,这是因为利尿药不仅可以消除水肿,还具有协同降血压作用,是治疗慢性肾炎必不可少的药物。同时,还应积极控制高血压。因为慢性肾炎患者的高血压很普遍,而且很顽固,常常需要几类降压药联合应用。

(1)血管紧张素转化酶抑制药(ACEI)不仅具有降血压作用,而且还能降低肾小球内的压力和降低肾小球滤过膜通透性,而发挥独特的降蛋白尿作用。因此,无论患者有无高血压,近年来均主张适当应用此类药物,以降低蛋白尿和保护肾功能。

(2)钙通道阻滞药具有类似血管紧张素转化酶抑制药的双重作用,尤其是维拉帕米降低蛋白尿和保护肾功能作用突出。其他药还有硝苯地平、长效硝苯地平等。

（3）当 24 小时尿蛋白定量≥1 克时,血压宜控制在 16.6/10.0 千帕(125/75 毫米汞柱)以下;当尿蛋白定量在<1 克时,血压宜控制在 17.3/10.7 千帕(130/80 毫米汞柱)左右。降低血压在先使用利尿药后血压仍高者,加用血管紧张素转化酶抑制药或血管紧张素Ⅱ受体拮抗药。后两类药被认为是能够延缓慢性肾病进展的最有效的降血压药,因此已被推荐为首选降压药。

（4）应控制血液的高凝度。慢性肾炎常有高凝状态,口服抗血小板聚集药物能降低血液黏稠度,改善微循环,延缓肾竭。常用药物有:

①双嘧达莫(潘生丁)。抑制血小板聚集,具有抗血栓作用,每次口服 25～50 毫克,每日 3 次。可有轻度头痛、眩晕、恶心等不良反应,对出血时间无明显影响。

②肠溶阿司匹林。具有抗血小板聚集作用,每日口服 50～100 毫克。

③噻氯匹定(力抗栓、抵克力得)。具有阻断纤维蛋白原受体,抑制血小板聚集,降低血液黏稠度,改善微循环作用,每日口服 0.25 克。

处方 2:

呋塞米,口服,每次 20 毫克,每日 2 次。

依那普利,口服,每次 10 毫克,每日 2 次。

维拉帕米,口服,每次 40 毫克,每日 3 次。

本处方适合于水肿、水钠潴留明显,并有肾功能不全者。可先用呋塞米,水肿缓解后改用氢氯噻嗪。

2. 中药处方

(1)中成药处方

处方 1:舟车丸,口服,每次 1.5～4.5 克,每日 2 次。

本处方具有清热祛湿,利水消肿的功效。适用于头面或遍体水肿,皮色光亮,胸腹痞闷,口渴不欲饮,尿少黄赤。苔黄腻,脉滑数。

处方2:肾炎灵颗粒,口服,每次10克,每日3次。

本处方具有清热凉血,滋阴养肾的功效。主要用于治疗慢性肾小球肾炎普通型肝肾阴虚内热证,症见目睛干涩,视物模糊,头晕耳鸣,五心烦热,口干咽燥,腰肌酸痛,小便赤灼热,心烦口渴,夜寐不安,舌红少苔或舌红,脉细数或数。孕妇慎服。

(2)中药方剂

处方1:清利健脾汤。半枝莲30克,白花蛇舌草30克,白术15克,山药15克,墨旱莲15克,藕节30克。每日1剂,水煎服,每日2次,2个月为1个疗程。一般治疗2～3个疗程。

本处方功效是清热利湿,活血散瘀,健脾益气。用于治疗血尿为主的IgA肾病。一般认为IgA肾病主要是湿热内盛,瘀血阻滞,脾虚气弱为患。本方用半枝莲、蛇舌草清热利湿,活血散瘀;白术、山药健脾补虚;墨旱莲凉血止血,藕节散瘀止血。攻补兼顾,标本并治,结合辨证加味,对缓解病情能起到良好作用。

处方2:肾炎Ⅰ号。黄芪30克,川芎30克,败酱草15克,益母草15克。每日1剂,水煎服,60日为1个疗程。

本处方功效是益气活血,清热利水。用于治疗慢性肾小球肾炎。本方能降低尿蛋白,改善肾血流量和肾功能。可通过减轻已形成的循环免疫复合物在肾小球上的沉着;抗血小板聚集,改善肾小球毛细血管的血液循环和基底膜的通透性等三方面作用而实现。

3. 康复处方

(1)乌龟炖大蒜:大蒜60～90克,乌龟250克。大蒜去皮,乌龟去肠杂,与大蒜一起洗净后,放瓦锅内,加适量清水,隔水炖熟,不加调料,每日或隔日1次,连续服用。

(2)冬瓜炒瘦肉:冬瓜(去皮、切片)150克,猪瘦肉片30克,食盐、食油、酱油、淀粉、葱、姜各适量。猪肉片用酱油、淀粉调好。油锅烧热后先煸葱、姜,继下肉片急炒,再放入冬瓜煸炒,最后放食盐调味,佐餐食用。

(3)花生蚕豆汤:花生仁120克,蚕豆200克,红糖50克。将花生仁、蚕豆放入锅内加水适量,微火煮至水呈棕红色浑浊时即可。日服2次,服时加红糖。

肾病综合征

肾病综合征(NS)是各种肾脏疾病主要是肾小球疾病导致的临床综合征,基本特征包括:①大量蛋白尿,即成年人≥3.5克/日,儿童每日≥50毫克/千克,或将随机尿的尿白蛋白/肌酐(ACR)作为标准,ACR≥2200毫克/克。②低蛋白血症(血浆白蛋白<30克/升)。③程度不等的水肿。④常伴高脂血症。其中前两者为诊断的必备条件。由于肾病综合征的病因不同、病理表现不同,因此"肾病综合征"诊断后,应进一步获得病因和(或)病理诊断。

肾病综合征按病因可分为原发性肾病综合征和继发性肾病综合征两类,大部分儿童的肾病综合征及成人肾病综合征的2/3为原发性,诊断原发性肾病综合征必须先除外继发性肾病综合征。原发性肾病综合征的病。因为多种病理类型的原发性肾小球疾病,包括:①微小病变肾病(MCD)。②膜性肾病(MN)。③局灶节段性肾小球硬化(FSGS)。④系膜增生性肾小球肾炎(MsPGN)。⑤系膜毛细血管性肾小球肾炎(MPGN)。不同病理类型对治疗的敏感性、复发率及预后均有区别,因此明确病理诊断对于指导治疗与随诊意义重大。

1. 西药处方

处方1:

氢氯噻嗪,口服25毫克,每日3次。

氨苯蝶啶,口服50毫克,每日3次。或呋塞米,口服或静脉注射 20 毫克，每日 1 次。

20％白蛋白，50 毫升静脉滴注。

卡托普利，口服 25 毫克，每日 3 次。

本处方适合于肾病综合征的对症治疗。对症治疗以利尿消肿和控制高血压为主，使用利尿药时要注意血电解质的监测，一般水肿选用前两种利尿药，严重水肿选用呋塞米。输血浆白蛋白或血浆可以提高患者血浆胶体(渗透)压，在输血浆白蛋白后再静脉注射呋塞米 20 毫克，有明显利尿消肿作用。本方法主要适用于严重水肿患者。用卡托普利控制高血压，又可能同时降低尿蛋白。

处方 2：

泼尼松，口服 60 毫克，每日 1 次。

环磷酰胺，口服 0.2 克，隔日 1 次。或环磷酰胺 0.2 克＋生理盐水 20 毫升，静脉推注，隔日 1 次。

或环孢素每千克体重 5 毫克，每日 2 次口服，或静脉推注，隔日 1 次。

本处方适合于肾病综合征的抑制免疫治疗。泼尼松剂量要用足，减量要缓慢，用药时间要长。常 1 毫克/千克，服 8～12 周有效后减量，每 1～2 周减去原剂量的 10％，至最小有效量后维持半年至 1 年。长期使用激素的患者抵抗力低，易继发感染，出现库欣综合征、骨质疏松、糖尿病等。环磷酰胺用于对激素依赖或无效的肾病综合征，隔日使用，总量为 6～8 克。该药有骨髓抑制、中毒性肝炎、脱发、出血性膀胱炎及性腺损害等不良反应，使用时要特别注意。环孢素与小剂量激素合用对肾病综合征治疗有效，但停药后易复发。5 毫克/千克用药 2 个月就应减量。总疗程不能超过半年。该药有肾毒性，使用时要注意。

处方 3：

双嘧达莫，口服 100 毫克，每日 3 次。

5％葡萄糖注射液 500 毫升＋肝素 75 毫克，静脉滴注，每日

1次。

雷公藤总苷,口服10毫克,每日3次。

本处方适合于肾病综合征的其他治疗。方中肝素抗凝时间不宜过长。使用肝素时要注意出血倾向。雷公藤总苷为中药制剂,可配合激素治疗,但可引起白细胞减少,肝功能损害。

2. 中药处方

(1)中成药处方

肾康宁胶囊,开水冲服,每次1袋,每日3次。

本处方具有温肾,益气,活血,渗湿的功效。用于慢性肾炎,肾气亏损,肾功能不全所引起的腰酸、疲乏、畏寒及夜尿增多。

(2)中药方剂

处方1:加味六味地黄丸。熟地黄9~12克,山茱萸9~12克,牡丹皮9~12克,山药9~12克,泽泻9~12克,茯苓9~12克。每日1剂,水煎服。

本处方功效是补肾养阴。用于治疗肾病综合征肾阴虚型,症见面色潮红,五心烦热,盗汗,口干目涩,腰酸膝软,舌红少苔,脉细弦数等。一般对肾病综合征多从阳虚水泛论治,但久病或长期服用激素后,每多阳损及阴,水不涵木,阴不涵阳而成阴虚温热证,故从滋补肾阴法治之。据观察,本方对提高血浆白蛋白,降低总胆固醇,消除尿蛋白及降低尿素氮确有疗效。

处方2:鱼腥草汤。鱼腥草15克,半边莲15克,益母草15克,车前草15克,倒扣草30克,白茅根30克,灯心草1克。每日1剂,水煎2次,分次口服,8周为1个疗程。

本处方功效是清热利水,活血解毒。用于治疗小儿肾病综合征湿热内盛者。鱼腥草功能清热解毒,利水通淋,实验证明,其利尿作用可能与其扩张血管,增加肾血流量有关,民间用治肾炎水肿。倒扣草为苋科粗毛牛膝,为土牛膝药材之一种,民间也用于治急、慢性肾炎。

3. 康复处方

(1)饮食禁忌:肾病综合征有肾损害阶段应控制蛋白质摄入,以供给优质动物蛋白为主。肾病综合征由于存在高脂血症,应限制高胆固醇食物(如虾、蟹、肥肉、动物内脏等)。

(2)加味黄芪粥:生黄芪 30 克,陈皮 3 克,生薏苡仁 30 克,赤小豆 15 克,鸡内金(为细末)9 克,糯米 30 克。先煎煮生黄芪、陈皮后去渣取汁,再将薏苡仁、赤小豆、鸡内金粉及糯米同煮成粥,每日 1 剂。有健脾利水,扶助正气的功效。适用于肾病综合征的康复调养。

(3)车前子粥:车前子 15 克,粳米 100 克。洗净车前子,装入纱布袋内,加清水煎煮后,取出药袋。将药汁、粳米加水煮粥。每日 2 次,早晚食用。有利水消肿的功效。适用于肾病综合征水肿患者。

泌尿系结石

泌尿系结石又称尿石症,包括肾、输尿管、膀胱和尿道的结石。尿道结石较为少见,主要见于男性患者,女性只有在尿道憩室、尿道异物和尿道阴道瘘等特殊情况下才出现。尿道结石绝大多数来自肾和膀胱,结石容易嵌顿前列腺部尿道、球部尿道,舟状窝或尿道外口处。尿道狭窄、尿道憩室或有异物存在,也可在尿道内形成结石。男性前尿道结石可沿尿道触及,后尿道结石也可经直肠指检触及。B 超和 X 线检查可以进一步明确其位置和结石大小。

1. 西药处方

处方 1:

氢氯噻嗪,口服,每次 25 毫克,每日 2 次。

枸橼酸钾,口服,每次 1.5 克,每日 3 次。

维生素 B_6,口服,每次 100 毫克,每日 3 次。

氧化镁片,口服,每次0.2克,每日3次。

本处方适合于草酸盐结石的溶石治疗。氢氯噻嗪类药是唯一能够降低尿钙的利尿药,其作用机制为增加肾远曲小管对钙的重吸收。枸橼酸钾既降低尿钙,又能够溶解草酸盐结石。维生素 B_6 可将大部分乙醛酸转变成甘氨酸,从而减少乙醛酸转变成草酸,对大多数患者可显著减少尿中草酸。镁剂可增加尿中镁,提高尿草酸盐溶解度,抑制草酸钙在尿中析出结晶,从而避免或减少肾结石形成。

处方2:

硝苯地平,口服,每次20毫克,每日3次。

呋塞米,口服,每次20毫克,每日1次。

本处方适合于输尿管结石。硝苯地平既有解痉镇痛作用,又能够松弛和扩张输尿管平滑肌,有利于结石的排出。呋塞米有强利尿作用,两药合用有明显的协同功效。

疼痛明显者,可加用解痉镇痛药,如阿托品、山莨菪碱、黄体酮等。对剧烈疼痛者,可再加用吗啡10毫克,肌内注射。

有感染者,可选用喹诺酮类或氨基糖苷类抗感染。有发热、脓尿、感染较重者,可用阿米卡星0.6克静脉滴注,或菌必治等头孢菌素治疗。

2. 中药处方

(1)中成药处方

处方1:石淋通片,口服,每次5片,每日3次。

方中金钱草清热利湿、通淋排石为君药。本方具有清利湿热、利尿排石之功。用于湿热下注所致的热淋、石淋,症见尿频、尿急、尿痛或尿有砂石;尿路结石,肾盂肾炎见上述症候者。

处方2:排石颗粒,开水冲服,每次1袋,每日3次。

方中金钱草清热利湿,通淋排石为主药。辅以车前子、关木通、石韦、瞿麦、滑石、茼麻子利水通淋,清利湿热而通淋。佐以忍冬藤清热解毒,通络止痛;徐长卿化湿止痛。甘草清热利湿,缓急止痛,调和诸药,为佐使之药。诸药合用,共奏清热利水,通淋排石之功。用于肾脏结石、输尿管结石、膀胱结石等病属下焦湿热。孕妇禁用。

(2)中药方剂

处方1:内金胡桃膏。胡桃仁(烤或蒸,轧碎)500克,鸡内金(炮,研细粉)250克,蜂蜜500毫升。将蜜熬开,入胡桃仁,鸡内金粉搅匀,再熬5分钟即得,装瓶备用。每次1汤匙,每日3次,饭前服,服后多饮温水。

本处方功效是消石化积,主治泌尿系结石。方中胡桃仁为温补命门,固精养血之品,《海上集验方》中有用此单味药治石淋的记载。鸡内金能健脾化积,《医林集要》记有用此药治小便淋沥、痛不可忍。蜂蜜通润窍道,缓急止痛。

处方2:化石利尿合剂。大金钱草45克,虎杖25克,鸡内金10克,滑石25克,车前草25克,海金沙藤25克。以上为1剂量,合并7剂量,适当加入防腐剂和糖,煎成500毫升,装瓶。每次25毫升,每日3次,连服1~2个月。

本处方功效是清热利湿,通淋排石。用于治疗泌尿系结石。方中以金钱草、海金沙藤利水通淋、清热解毒;鸡内金化石通淋;虎杖、滑石、车前草清热利水。全方有排石利尿之功,适用于泌尿系各部位结石的治疗。其中车前草不但能显著增加尿量,升高输尿管上段腔压力,而且能增加输尿管蠕动的频率和强度,对促进结石排出起到重要作用。

3. 康复处方

(1)炒木耳:黑木耳15克,炒食,每周3~4次。实践证明,黑木耳有显著的溶石作用。

(2)食核桃:每日吃5个核桃仁。核桃仁既有补肾功效,又有溶石作用。如果既吃黑木耳,又吃核桃仁,效果会更好。

慢性肾衰竭

慢性肾衰竭(CRF)又称慢性肾功能不全、尿毒症,是指慢性肾脏病引起的 GFR 下降及与此相关的代谢产物潴留,水、电解质及酸碱代谢失衡和全身各系统症状为表现的一种临床综合征,为各种慢性肾脏病持续进展的共同结局。

慢性肾衰竭病因主要有糖尿病肾病,高血压肾小动脉硬化,原发性与继发性肾小球肾炎,肾小管间质疾病(慢性间质性肾炎、慢性肾盂肾炎、尿酸性肾病、梗阻性肾病等),肾血管疾病,遗传性肾病(多囊肾病、遗传性肾炎)等。

1. 西药处方

处方 1:

10％葡萄糖酸钙注射液 10 毫升,静脉推注,立即。

5％碳酸氢钠注射液 100 毫升,静脉滴注,立即。

25％葡萄糖 200 毫升＋胰岛素 16 单位,静脉滴注,立即。

钠型离子交换树脂,口服 15 克,每日 3 次。

本处方适合于慢性肾衰竭伴高钾血症。高血钾患者经上述处理后应立即行透析治疗。

处方 2:

碳酸氢钠,口服 2.0 克,每日 3 次。

或 5％碳酸氢钠注射液 100 毫升,静脉滴注,立即。

10％葡萄糖酸钙注射液 10 毫升,静脉滴注,立即。

本处方适合于慢性肾衰竭伴酸中毒。轻度酸中毒,二氧化碳结合力(CO_2CP)大于 13.5 毫摩/升,可仅口服碳酸氢钠。重度酸中毒应静脉补充碳酸氢钠,每 5％碳酸氢钠 0.5 毫升/千克,可提高二氧化碳结合力 1 毫摩/升。但纠酸不宜纠至完全正常,因纠正酸中毒时可引起离子钙减少,导致抽搐。故在纠酸的同时要补充钙剂。

处方3:碳酸钙,口服3.0克,每日3次。

本处方适合于慢性肾衰竭伴钙磷失调。

处方4:

普萘洛尔,口服10毫克,每日3次。

硝苯地平,口服10毫克,每日3次。

卡托普利,口服25毫克,每日3次。

或培哚普利,口服4毫克,每日1次。

哌唑嗪,口服1毫克,每日2次。

本处方适合于慢性肾衰竭伴高血压。部分尿毒症患者高血压的治疗常需数种药物联合使用,才能有效控制。使用卡托普利或培哚普利治疗时要注意观察血钾。

处方5:

呋塞米,20毫克,静脉推注,立即。

50%葡萄糖20毫升＋毛花苷C 0.4毫克,静脉推注,立即。

5%葡萄糖250毫升＋酚妥拉明10毫克,静脉滴注,立即。

5%葡萄糖250毫升＋硝普钠50毫克,静脉滴注,立即。

本处方适合于慢性肾衰竭伴心衰。尿毒症心衰患者用呋塞米效果不好,常需加大剂量直至100毫克静脉推注;对毛花苷C的反应敏感,易出现洋地黄中毒,故洋地黄类用药剂量要小,尤其是追加剂量要慎重。硝普钠要新鲜配制,不宜久用。尿毒症心衰患者用腹透或血透治疗效果好。

处方6:骨化三醇,口服0.25微克,每日1次。

本处方适合于慢性肾衰竭伴肾性骨营养不良。

处方7:硫酸亚铁,口服0.3克,每日3次。

本处方适合于慢性肾衰竭伴贫血。

处方8:重组人类红细胞生成素,皮下注射,3 000单位,每周2次。

本处方适合于慢性肾衰竭伴贫血。重组人类红细胞生成素可引起头痛、高血压等,不宜使 Hb 上升过高,在 Hb 上升至 100~120克/升后,应逐渐减少红细胞生成素用量。

处方9:青霉素,80 万单位,肌内注射,每 8 小时 1 次,皮试;或头孢拉定,2.0 克,静脉推注,每 8 小时 1 次。

本处方适合于慢性肾衰竭并发感染。肾衰竭患者要选择肾毒性小的药物,并应根据肾小球滤过率调整剂量,有较强肾毒性的药物如庆大霉素等要慎用。

2. 中药处方

(1)中成药处方

金水宝胶囊,口服,每次 6 粒,每日 3 次。

本处方补益肺肾、秘精益气。用于肺肾两虚,精气不足,久咳虚喘,神疲乏力,不寐健忘,腰膝酸软,月经不调,阳痿早泄;慢性支气管炎、慢性肾功能不全、高脂血症、肝硬化见上述症状。

(2)中药方剂

处方1:冬虫夏草。冬虫夏草 4.5~6 克。水煎,分 2 次连渣服。

本处方功效是补肾。用于治疗慢性肾衰竭。方中冬虫夏草是中医补肾药,近年来用于治疗急慢性肾衰竭,取得较好疗效。实验研究证实,冬虫夏草能改善肾功能,提高免疫功能。对肾毒性药物所致肾损害具有确切的防治作用,能降低血肌酐,使尿钠重吸收增加;减少肾衰大鼠尿蛋白,纠正脂代谢紊乱,改善贫血,提高肝脏和肌蛋白合成率。

处方2:肾衰Ⅰ号。生大黄 15~20 克,制附子(先煎 2 小时)10~20 克,芒硝(冲服)10~20 克,益母草 15~20 克,炙黄芪 30~60克。每日 1 剂,水煎至 400 毫升,分 2 次服。

本处方功效是温阳益气,泄浊解毒,利尿。用于治疗慢性肾衰竭。本方用附子、黄芪温阳益气;大黄、芒硝泄浊通腑,解毒,使湿浊排出体外;益母草活血化瘀,利水消肿。配伍比较全面、攻补结合,对阳虚气弱而又湿浊邪毒留滞者颇为适宜。方中大黄是一味重要药物,对降低血尿素氮(BUN)、血肌酐(Scr)和改善症状,均有较好疗效。尤其适用于早、中期肾衰竭,Scr≤884 微摩/升,BUN≤35.7毫摩/升的患者为宜,对终末期疗效渐趋下降。大黄的使用应注意:①剂量控制。可从小剂量开始(生大黄 5 克,制大黄 10 克),如无不良反应,逐渐增加,一般以每日大便 2～3 次为度。一旦病情改善后,可适当减量。②注意配伍。如阳虚者可配附子、桂枝,气虚者配甘草、黄芪,以缓和大黄苦寒攻逐的作用。③配伍禁忌。不要与含有蛋白质的药物如阿胶、鹿角胶等同用。

3. 康复处方

(1)食用低蛋白且高营养价值的蛋白:蛋白质的摄入量要少而质量要好,少而精。通过限制蛋白质的摄入量可以阻断或延缓慢性肾衰竭的进程。高营养价值的蛋白称为优质蛋白,其中含必需氨基酸的量高,且在体内分解后,产生的含氮物质较少。宜选用动物性蛋白质,如鸡蛋、牛奶、瘦肉等。植物性蛋白质一般含非必需氨基酸较多,生物效价低,故应限制。尤其是含植物性蛋白质较高的主食如玉米、面粉等,对肾功能继续恶化者,控制应更为严格。

(2)热能摄入应充足:食物中脂类的变化可以影响不同类型肾脏疾病的进展,其中不饱和脂肪酸如亚油酸等经实验证实,可以预防肾功能恶化。因此,为了保证食物中不饱和脂肪酸的供给,应该以植物油代替动物脂肪。

(3)维持各种维生素的正常水平:注意 B 族维生素、维生素 C 等的补充。不应补充维生素 A,因体内维生素 A 升高,可刺激甲状腺激素分泌而引起肾性骨营养不良,还可以引起脂肪代谢紊乱,致使胆固醇、三酰甘油水平增高。再者,慢性肾衰竭时,1,25-二羟骨化醇产生不足,致使钙、磷和骨骼的代谢功能紊乱,出现肾性骨病,因而也应注意补充维生素 D。

五、血液科常见病处方

缺铁性贫血

铁是合成血红蛋白必需的元素。当机体对铁的需求与供给失衡时,可导致体内贮存铁耗尽(ID),继之红细胞内铁缺乏(IDE),最终引起缺铁性贫血(IDA)。IDA是铁缺乏症(包括ID、IDE和IDA)的最终阶段,表现为缺铁引起的小细胞低色素性贫血及其他异常。缺铁和铁利用障碍影响血红素合成,故称该类贫血为血红素合成异常性贫血。

1. 西药处方

处方1:山梨醇铁注射液,每次50毫克,肌内注射,每周2次。

本处方适合于预防和治疗各种不宜口服铁剂者,如溃疡性结肠炎;或口服治疗无效的缺铁性贫血;或者是需要迅速纠正贫血状况者。一般不做首选铁剂。深部肌内注射:成人,每次1~2毫升,隔1~3日1次。儿童,体重大于6千克,每次1毫升,每日1次;体重小于6千克,每次0.5毫升,每日1次。贫血纠正后应继续使用一段时间以补充贮存铁。不宜同时口服铁剂,以免发生毒性反应。

处方2:

琥珀酸亚铁,饭后口服,每次0.1克,每日3次。

维生素C,饭后口服,每次100毫克,每日3次。

琥珀酸亚铁是口服铁剂。国内外先后使用的铁剂有几十种。原先广泛使用的硫酸亚铁及富马酸铁和枸橼酸铁等药物,由于其胃肠道不良反应较重,现已基本不再使用。目前,临床常用的口服铁剂既易于吸收又极少胃肠道反应,如琥珀酸亚铁(速力菲)、多糖铁复合物(力蜚能)、硫酸亚铁控释片(福乃得)等。口服铁剂的不良反应有:

(1)消化道不良反应,如恶心、呕吐、腹痛、腹泻等,为铁离子侵蚀消化道黏膜所致。

(2)口腔反应,如金属异味、牙齿染色。

(3)便秘,由铁离子与食物中多种成分形成沉淀物所致。由于口服铁制剂多少有一些胃肠道反应,故应饭后服。口服铁剂忌与茶、奶制品、四环素类、抗酸药同服,以免影响铁剂的吸收。

维生素 C 和稀盐酸有利于铁的吸收。故维生素 C 与铁制剂合用作为抗贫血药常规联合用药。

口服铁剂后 5 日网织红细胞增加,1 周后血红蛋白开始回升,平均每日上升约 1 克/升,约 1 个月后接近正常。在贫血纠正后应继续口服 3～6 个月铁剂以补足贮存铁。

2. 中药处方

(1)中成药处方

处方 1:归脾丸,口服,每次 1 丸(9 克),每日 3 次,疗程 30 日。

归脾丸对气血虚亏所致缺铁性贫血,如面色苍白、心悸气短、头晕头痛、体倦乏力、舌质淡、苔薄白、脉细等症,有明显效果。

处方 2:补中益气丸,口服,每次 1 丸(9 克),每日 3 次,疗程 1 个月。

配方中党参、黄芪、白术、当归并用,有促进血清白蛋白增加,以及升高血液中红细胞、白细胞及血红蛋白等作用,有明显纠正贫血的功效。

(2)中药方剂

处方 1:绛矾丸。绿矾(煅红)90 克,苍术 90 克,厚朴 30 克,陈皮 30 克,大枣 120 克。各药研极细粉末,制成丸剂,如绿豆大,每次

1.5克(约20丸),日服3次。相当于每日服绿矾0.6~1.8克。服药宜从小剂量开始,逐渐增加。疗程8周。

本处方功效是健脾燥湿,补血和胃。用于治疗缺铁性贫血。方中绿矾主含硫酸亚铁。绿矾煅赤称"绛矾",主成分为氧化铁,能刺激造血功能,促进红细胞新生,用于治疗血虚萎黄,肿胀。苍术、厚朴燥湿理脾,陈皮和胃行气,大枣养血益胃,又能减轻绛矾对胃的不良反应。服用本方时应忌饮茶。孕妇、消化道出血者忌服,胃弱者慎服,如出现不良反应,需停药观察。

处方2:健脾生血丸。潞党参30克,茅苍术30克,陈皮30克,生鸡内金30克,六神曲30克,醋煅针砂30克,煅绿矾30克,米醋1500毫升。前6味分别研为细末,红枣煮熟,去皮、核。将绿矾、米醋置砂锅内溶化后放入枣肉,煮烂,浓缩,再入药末,捣和为丸。日服3次,每次1克,白开水下。

本处方功效是健脾和胃,补铁生血。用于治疗缺铁性贫血。本方是由《医学正传》中的绿矾丸和《小儿药证直诀》中的异功散加减组合而成,以针砂、绿矾补铁生血,党参、苍术、陈皮、鸡内金、神曲健脾和胃。健脾和胃药对促进铁的吸收利用有着重大作用。尤其对胃液中缺少游离酸的患者,单用绿矾制剂效果不显著时,加用健脾和胃药后,可出现网织红细胞反应,血红蛋白和红细胞上升。

3. 康复处方

(1)多吃含铁丰富的食物,如黑木耳、冬苋菜、油菜、菠菜、芹菜、荠菜、杏、桃、李子、葡萄、山药、龙眼、莲子、桑椹、核桃、海参、大枣、猪血、猪肝、羊肝、瘦肉、蛋黄、淡菜、鱼、芝麻酱等。

(2)多吃富含维生素C的食物,如橘子、大枣、猕猴桃、西红柿、山楂、橙子、柠檬、草莓、苹果、冬瓜、土豆等,可促进铁的吸收。

(3)常吃醋,或烹制菜肴时适量加醋,可促进铁的吸收。

(4)镇痛药能影响人体的造血功能,故应慎用。补血药与四环素相克,不能同时服用。某些药物(如解热药、抗生素、碱性药等),

影响食欲,妨碍营养物质的吸收,应在医师的指导下服用。

再生障碍性贫血

再生障碍性贫血(AA)简称再障,又称骨髓造血功能衰竭症,是由多种原因导致造血干细胞的数量减少、功能障碍所引起的一类贫血。其临床主要表现为骨髓造血功能低下,进行性贫血、感染、出血和全血细胞减少。再障的年发病率在我国为 7.4/100 万人口,欧美为(4.7~13.7)/100 万人口,日本为(14.7~24.0)/100 万人口,可发生于各年龄段,老年人发病率较高;男、女发病率无明显差异。根据其临床表现可划分为重型再生障碍性贫血(SAA)和非重型再生障碍性贫血(NSAA)两类。

1. 西药处方

丙酸睾酮,肌内注射,100 毫克,每日 1 次,3~6 个月为 1 个疗程。

或司坦唑醇(康力龙),肌内注射,2 毫克,每日 3 次,3~6 个月为 1 个疗程。

本处方适合于再生障碍性贫血。再障常须经过长期综合治疗才能取得满意疗效,上述药物(雄激素)主要是刺激骨髓造血,所需时间长,对肝脏有损害,治疗期间应每月复查一次肝功能。支持对症治疗是本病的重要措施之一。若贫血严重应输血;有感染时应注意检查病变部位及病原,选用适宜的抗生素。出血多由血小板减少所致,除用止血药外,控制严重的出血时须输血小板或新鲜血。骨髓移植适用于急性再障,可使某些患者恢复造血功能,达到治愈目的。免疫抑制药适用于某些患者。改善微循环药物有利于改善骨髓微循环。根据中医辨证,进行中西医结合治疗,可使部分患者获得好的疗效。

2. 中药处方

(1)中成药处方:参桂鹿茸丸,口服,每次 60 粒,每日 2 次。

本处方具有补气益肾,养血调经的功效。用于气虚血亏,肝肾不足引起的体质虚弱,腰膝酸软,头晕耳鸣,自汗盗汗,失眠多梦,肾寒精冷,宫寒带下,月经不调等。

(2)中药方剂

处方 1:加味保元汤。党参 30~50 克,黄芪 30~60 克,肉桂 2克,甘草 10 克。每日 1 剂,煎 3 次,口服。

本处方功效是补气温阳。用于治疗元气不足,阳虚劳损,现用于慢性再生障碍性贫血。本方源于明朝《景岳全书》。用于治疗再生障碍性贫血,是取"血脱须益气,阳生则阴长"之义。现代也常用于冠心病、心肌梗死、慢性肾衰竭、白细胞减少症等病,以阳虚气弱型为宜。

处方 2:生脉二至汤。人参(另煎冲)6 克,麦冬 12 克,五味子 9克,女贞子 20 克,墨旱莲 20 克,黄芪 30 克,菟丝子 20 克,甘草 6克,紫河车粉(吞)3 克。每日 1 剂,水煎 2 次,口服。

本处方功效是益气敛阴,补养肝肾。用于治疗急性再生障碍性贫血。本方取生脉散合二至丸加味而成。用人参、麦冬、五味子益气敛阴,女贞子、墨旱莲滋养肝肾之阴,菟丝子、紫河车补益肾精,黄芪益气,甘草和中。全方滋阴而不腻,补阳而不燥,且有救阴清热之功。

3. 康复处方

(1)再生障碍性贫血患者应避免与会引起骨髓伤害或抑制的化学物品、放射性物质及药物接触。

(2)饮食应注重营养,少食辛辣食物,不饮酒,以避免血管扩张引起的出血。

(3)病重者须卧床休息,病轻者应多注意休息,做适当的室内、户外活动。

（4）注意口腔卫生，饭后及睡前应以软质牙刷刷牙。保持皮肤清洁，洗澡擦洗时不宜过重，避免皮下出血。

（5）预防感冒，可以注射流行性感冒疫苗。注射肺炎双球菌和嗜血性杆菌疫苗，可预防细菌感染。不要去公共场所，以免交叉感染。

白细胞及粒细胞缺乏症

白细胞缺乏症是指外周血白细胞计数持续低于 4×10^9/升，它是由各种病因引起的一组综合征。其治疗主要是针对病因治疗，刺激白细胞的生成。

粒细胞缺乏症是中性粒细胞减少的一种严重形式，外周血中性粒细胞绝对计数 $<0.5 \times 10^9$/L。粒细胞缺乏症往往起病急骤，全身症状严重，病情常在数小时至数日内发展到极期。临床表现为突发寒战、高热、头痛、全身肌肉或关节疼痛、虚弱、衰竭。患者身体细菌藏匿之处如口腔、咽峡、阴道、直肠、肛门等部位很快发生感染。病灶不易局限，迅速恶化及蔓延，引起肺部感染、败血症、脓毒血症等致命性严重感染。如感染得以控制，粒细胞可在 7～10 日后逐渐上升。粒细胞严重缺乏时，感染部位不能形成有效的炎症反应，常无脓液，X 线检查可无炎症浸润阴影，脓肿穿刺可无脓液。

1. 西药处方

碳酸锂，口服 0.3 克，每日 3 次，4 周为 1 个疗程。

鲨肝醇，口服 50 毫克，每日 3 次，4 周为 1 个疗程。

利血生，口服 10 毫克，每日 3 次，4 周为 1 个疗程。

肌苷，口服 0.2 克，每日 3 次，4 周为 1 个疗程。

本处方适合于白细胞及粒细胞缺乏症。原因不明的白细胞减少症，且有反复感染者，应及时控制感染。重组粒细胞集落刺激因子[非格司亭(G-CSF)或沙格司亭(GM-CSF)]是治疗本病的一种新而有效的药物。有严重感染者,可输入浓集白细胞。继发性白细胞减少症主要是治疗原发病。

2. 中药处方

(1)中成药处方:十全大补丸,口服,水蜜丸每次30粒(6克),每日2～3次。

方中人参、白术、白茯苓、甘草四味即四君子汤,能益气补中,健脾养胃;当归、熟地黄、白芍、川芎四味即四物汤,能养血滋阴,补肝益肾;黄芪大补肺气,与四君子同用,则补气之功更优,又用肉桂补元阳、暖脾胃。诸药合用,共奏温补气血之功。用于胸满腹胀,头昏水肿,寒嗽痰喘。

(2)中药方剂

处方1:保元汤。潞党参10克,黄芪30克,炙甘草10克,肉桂5克。每日1剂,水煎2次,口服。每周服5日,停2日,4周为1个疗程。

本处方功效是补气温阳。用于治疗白细胞缺乏症。方中党参、黄芪补中益气,肉桂温阳补肾,甘草益气和中。气旺则生血,阳生则阴长。常用治气血两衰之证。现代实验研究证实,保元汤有促进造血干细胞增殖的作用;肉桂的有效成分桂皮醛及桂皮酸均能升高家兔的白细胞。这可能是本方对白细胞缺乏症的作用机制。

处方2:补骨脂丸。补骨脂(微炒)500克。研为细末,炼蜜为丸,每丸重约6克。每服1～3丸,每日3次,盐开水送下;或用粉3克,盐开水冲服。每4周为1个疗程。停约1周,再开始第二个疗程。

本处方功效是补肾助阳,生精血。用于治疗白细胞缺乏症。方中补骨脂对CFU-D的生长有促进作用,并能保护动物在注射环磷酰胺后引起的白细胞下降。

处方3:升白宁,是从八角茴香干燥成熟果实和叶中提取主要成分,制成肠溶胶囊。每次 3 粒(每粒含生药 150 毫克),每日 2 次,空腹时吞服。

本处方功效是促进白细胞增生。用于治疗白细胞缺乏症。本方有明显升高白细胞(主要为中性粒细胞)的作用。经电镜观察用药后骨髓细胞分裂象显著增多,成熟粒细胞比例增加。少数患者服后有口干、恶心、胃部不适等胃肠道反应,可自行消失。

3. 康复处方

(1)黄芪母鸡汤:生黄芪,鸡血藤 30 克,大母鸡(乌骨、乌肉、白毛者佳)1 只。将 1 只健康母鸡杀死,去净鸡毛及鸡肋(留心、肝、肺及洗净的鸡内金)取鸡血与黄芪、鸡血藤和匀,并将其塞入鸡腹腔内后缝合腹壁,以水适量,不加任何作料,文火煮至肉熟,食肉喝汤,每隔 3～4 日吃 1 只。

(2)紫河车粥:鲜紫河车半个,猪瘦肉 250 克,生姜 10 片,糯米 100 克。将胎盘的筋膜血管挑开,去瘀血后与猪瘦肉洗净,切块;生姜切丝。将猪肉、姜丝与粳米同煮为粥,粥熟后加葱、食盐及少许调味品。每周 2～3 次服食,连服 20 次。

(3)牛肉补损膏:黄牛肉(去筋膜、切片)100 克,洗净,置高压锅内,加黄酒适量,密封,文火煮烂。山药(盐炒)250 克,莲子肉(去心盐炒)250 克,芡实 250 克,小茴香(炒)250 克,共研细末。红枣 250 克,煮熟去皮核,最后将上述食材放在一个容器内,搅拌均匀,如膏状,再在饭锅上蒸一次,即可服用。每日早晨、下午可当点心服食,每次 3～5 匙,健脾益气。适用于脾气不足型白细胞减少症。

真性红细胞增多症

真性红细胞增多症(PV)简称真红,是一种以克隆性红细胞异常增多为主的慢性骨髓增生性疾病,90％～95％患者都可发现

JAK2V617F基因突变。其外周血红细胞比容增加,血液黏稠度增高,常伴有白细胞和血小板增高、脾大,病程中可出现血栓和出血等并发症。常见临床表现有:

(1)中老年发病,男性稍多于女性。起病缓慢,病变若干年后才出现症状,或偶然查血时发现。

(2)患者呈多血质面容,皮肤和黏膜红紫,尤以面颊、唇、舌、耳、鼻尖、颈部和四肢末端(指、趾及大小鱼际)为甚,眼结膜显著充血。因血容量增加,约半数患者合并高血压病。血液黏滞度增高可致血流缓慢和组织缺氧,表现为头痛、眩晕、多汗、疲乏、健忘、耳鸣、眼花、视力障碍、肢端麻木与刺痛等症状。

(3)伴血小板增多时,可有血栓形成和梗死,常见于脑、周围血管、冠状动脉、门静脉、肠系膜等。出血仅见于少数患者,与血管内膜损伤、血小板功能异常等因素有关。

(4)嗜碱性粒细胞增多,释放组胺刺激胃腺壁细胞,可致消化性溃疡;刺激皮肤有明显瘙痒症。骨髓细胞过度增殖可导致高尿酸血症,少数患者出现继发性痛风、肾结石及肾功能损害。

(5)患者40%～50%有肝大、70%～90%有脾大,是本病的重要体征,脾大多为中、重度肿大,表面平坦,质硬;可有腹胀、纳差、便秘等症状。若发生脾梗死,可引起脾区疼痛。

(6)本病病程进展可分为三期:①红细胞及血红蛋白增多期,可持续数年。②骨髓纤维化期,血象处于正常代偿范围,通常在诊断后5～13年发生。③贫血期,有巨脾、髓外化生和全血细胞减少,大多在2～3年死亡,个别演变为急性白血病。

1. 西药处方

静脉放血200毫升,1～3日放血1次。

白消安,口服2毫克,每日2～3次。

本处方适合于真性红细胞增多症。静脉放血方法简单安全,疗效迅速,红细胞数降至$6×10^{12}$/L,血细胞比容减少到50%以下为停止放血的指征,多次放血须注意补充铁剂。骨髓抑制药可与放血治疗配合使用,应常规做血象和骨髓象检查,防止血象低下或造血抑制。血象恢复正常,可用小剂量药物做维持治疗。有条件者可使用血细胞分离机单采大量的红细胞,但应补充与单采红细胞等容积的代血浆;或者口服或静脉注射。

2. 中药处方

(1)中成药处方

处方1:血府逐瘀口服液,口服,每次1支,每日3次。

本处方具有活血化瘀,行气止痛的功效。用于瘀血内阻,头痛或胸痛,内热憋闷,失眠多梦,心悸怔忡,急躁善怒。

处方2:大黄 虫胶囊,口服,每次4粒,每日2次。

本处方具有活血破瘀,通经消癥的功效。用于瘀血内停,腹部肿块,肌肤甲错,目眶暗黑,潮热羸瘦,经闭不行。

(2)中药方剂

处方1:真红缓解汤。卷柏60克,紫草9克。每日1剂,水煎2次分服,3个月为1个疗程,并观察疗效。

本处方功效是活血化瘀,清营泄热。用于治疗真性红细胞增多症。方中卷柏功能为活血化瘀,现代研究具有抗肿瘤作用。卷柏剂量宜重,可由60克渐增至80克,未见不良反应。紫草清热解毒,活血凉血,也有抗肿瘤作用。血象降至正常后,每隔1~2个月定期复查。继续服药,巩固疗效。

处方2:加减龙胆泻肝汤。龙胆草15克,栀子9克,黄芩15克,柴胡10克,生地黄15克,泽泻15克,牡丹皮5克,知母15克,菊花15克,紫草20克。每日1剂,煎服2次。

本处方功效是清肝泻火,凉血泄热。用于治疗真性红细胞增多症。本症进展期多属肝热血滞的实证,方用清肝化滞汤(系龙胆泻肝汤加桃仁、红花、三棱、莪术、藕节、白茅根、青黛等凉血化瘀之剂),青黛(3克)凉血泻火有很好疗效,但应用时应先煎其他药物,去渣后,加入青黛再煎 15 分钟,效果可靠。

3. 康复处方

(1)番茄、苹果、葡萄、芹菜、甜菜、紫苏叶、蒲公英、椰菜等,均有净血益血的功效,可根据不同情况选用。

(2)山楂艾叶水:山楂 25 克,艾叶 5 克。将两味加水 500 毫升,煮沸 10 分钟,分次饮,每日 1 剂。

(3)莲藕三七饮:莲藕 500 克,三七 3 克。将莲藕洗净,刮皮,切片,捣碎后用白棉布绞汁。三七研末,加入藕汁搅匀饮,每日 1 剂。

(4)白萝卜蜜糖饮:白萝卜 500 克,蜜糖 25 克。将白萝卜洗净,切碎,捣碎,用白棉布绞汁,和蜜糖混合饮用。每日 1 剂。

过敏性紫癜

过敏性紫癜又称 Schönlein-Henoch 综合征,为一种常见的血管变态反应性疾病,因机体对某些致敏物质产生变态反应,导致毛细血管脆性及通透性增加,血液外渗,产生紫癜、黏膜及某些器官出血。可同时伴发血管神经性水肿、荨麻疹等其他过敏表现。

1. 西药处方

处方 1:

阿司咪唑,口服,每次 10 毫克,每日 1 次。

维生素 C 注射液,静脉滴注,6 克,每日 1 次。

本处方适合于轻症患者。药物治疗的基本方案是:抗组胺类药＋改善血管通透性药＋对症治疗药。

阿司咪唑(息斯敏)为 H_1 受体拮抗药,能阻断 H_1 受体,具有抗组胺作用,消除变态反应。同类的常用药有氯苯那敏(扑尔敏)、异丙嗪(非那根)、赛庚啶和特非那定等。氯苯那敏和异丙嗪有镇静、嗜睡等中枢抑制作用,阿司咪唑和特非那定此作用不明显。

维生素 C 应用剂量宜大（每日 5～10 克），并应静脉给药，持续 5 日左右。以上两类药物,各型过敏性紫癜患者一般都可作为常规治疗应用。

有腹痛者酌情给予解痉镇痛药,如山莨菪碱、阿托品等。

处方 2:

氯苯那敏,肌内注射,每次 10 毫克,每日 2 次。

地塞米松,静脉滴注,每次 10 毫克,每日 1 次。

酚磺乙胺,静脉滴注,每次 2 克,每日 2 次。

维生素 C 注射液,静脉滴注,每次 8 克,每日 1 次。

本处方适合于症状明显者。药物治疗的基本方案是:抗组胺类药＋糖皮质激素＋改善血管通透性药＋对症治疗药。对症状明显患者,单独用一、二类药物的疗效有限,所以常常需要多类药联合应用。

对症状明显患者,需给予糖皮质激素治疗,可以先静脉滴注地塞米松,继以泼尼松口服治疗。本类药物治疗过敏性紫癜的机制为:①增强血管的致密性,减轻充血,抑制炎性渗出和水肿。②减少组胺、5-羟色胺、慢反应性物质及缓激肽等的释放。③抑制淋巴细胞 DNA 和蛋白质的合成,干扰淋巴细胞在抗原刺激下的分裂和增殖。对缓解过敏性紫癜的部分症状效果较为明显。常用制剂有泼尼松、地塞米松、氢化可的松及甲泼尼龙等。糖皮质激素治疗效果不佳或肾脏病变严重者,可以考虑应用其他强效免疫抑制药。

由于过敏性紫癜是血管壁通透性增高所致的出血性疾病,因此治疗上应选用减低血管壁脆性和通透性的止血药物,此类药物有酚磺乙胺(止血敏)、卡巴克洛(安络血)、路丁及维生素 C 等。

对急进性肾炎、肾病综合征患者还需要用抗凝治疗,如肝素每日 100～200 单位/千克,连用 4 周,使凝血酶原时间维持在正常的 1～2 倍,然后改用华法林每日 3～5 毫克维持。

2. 中药处方

中药方剂

处方 1：清营凉血汤。紫草 30 克，地肤子 30 克，侧柏叶 30 克，野菊花 30 克。每日 1 剂，水煎，分 2 次服。

本处方功效是清热解毒，凉血止血。用于治疗过敏性紫癜。

处方 2：青紫汤。青黛 3 克，紫草 4 克，乳香 6 克，白及 9 克。每日 1 剂，加水 300～500 毫升，煎至 120～200 毫升，分 2～3 次口服。

本处方功效是清热凉血，活血宁血。用于治疗过敏性紫癜。方中青黛入肝、胃、肺经，能清热解毒，泻肝胃之火，且能清营止血。紫草亦入血分，清热、凉血、活血，善散血分郁热，多用于斑疹、衄血等症。今以此 2 味为主药，佐以乳香活血行气，白及清肺胃、止血有缓和止痛作用，对腹型病症的腹痛、便血，更具针对性。

处方 3：凉血解毒汤。连翘 30 克，生地黄 15 克，紫草 15 克，炒槐花 12 克，徐长卿 12 克，大枣 10 枚，甘草 10 克。每日 1 剂，水煎 2 次，分 3 次温服，儿童酌减。10 天为 1 个疗程。

本处方功效是凉血清热，祛风解毒。用于治疗过敏性紫癜。方用连翘、生地黄、紫草清血分之热，徐长卿除营分风热，大枣、甘草和营卫。其中徐长卿有祛风止痛，清热解毒功能，研究证明有镇痛、镇静、抗炎、抗过敏和缓解肠管痉挛作用。

3. 康复处方

(1) 大枣山药黄芪汤：大枣 50 克，山药 50 克，炙黄芪 30 克。将大枣、山药、炙黄芪洗净，放入锅内，加适量清水，煮熟。食大枣、山药，饮汤。

(2) 禁食容易引起过敏的食物，如鱼、虾、蟹等。不要接触能引起过敏的物质，如花粉、化妆品、野草等。

(3) 如紫癜有瘙痒，忌用手搔抓，注意防止皮肤创伤而加重出血。可用温水洗澡，忌用热水和冷水。

六、内分泌科常见病处方

甲状腺功能亢进症

甲状腺功能亢进症,简称"甲亢",是一种由多种因素引起甲状腺腺体本身产生甲状腺激素分泌过多而引起的甲状腺毒症。其病因和发病机制目前尚不清楚,多有家族史。尤以中年女性发病率较高。常见临床症状有颈前两侧甲状腺部位呈轻度或中度弥漫性、对称性肿大,局部可触及震颤和听到杂音,患者多情绪激动、心动过速、怕热多汗、手指微颤、低热、食欲亢进、形体消瘦,部分患者有突眼症。久则还可引起多种并发症。

甲状腺功能亢进症属中医"气瘿"范畴,多因肝郁脾虚、肝郁气滞、脾虚聚湿生痰和痰气交结,蕴结于颈项及上客于目所致。肝郁化火,耗气伤阴,或下灼肾阴,或横逆犯脾而致。

1. 西药处方

甲巯咪唑,口服,每次 20 毫克,每日 1 次。

本处方适合于各种类型的甲状腺功能亢进症,包括 Graves 病(伴自身免疫功能紊乱、甲状腺弥漫性肿大、可有突眼),甲状腺腺瘤,结节性甲状腺肿及甲状腺癌所引起者。在 Graves 病中,尤其适用于:①病情较轻,甲状腺轻至中度肿大患者。②青少年及儿童、老年患者。③甲状腺手术后复发,又不适于用放射性[131]I 治疗者。④手术前准备。⑤作为[131]I 放疗的辅助治疗。成人:开始用量一般为每日 30 毫克,可按病情轻重调节为 15～40 毫克,每日最大量为

60毫克,分次口服;病情控制后,逐渐减量,每日维持量按病情需要介于5~15毫克,疗程一般为12~18个月。儿童:开始时剂量为每日按体重0.4毫克/千克,分次口服。维持量约减半,按病情决定。疗程一般为12~18个月。达到此阶段后,如病情控制良好,所需维持量甚小,甲状腺肿大减轻,血管杂音减弱或消失,血中甲状腺自身抗体(甲状腺兴奋性抗体、甲状腺球蛋白抗体、甲状腺微粒体抗体)转为阴性,则停药后持续缓解的可能性较大,反之则停药后复发的可能性大,对于后一类患者宜延长抗甲状腺药物的疗程,或考虑改用甲状腺手术或放射性^{131}I治疗。服药期间宜定期检查血象。

2. 中药处方

(1)中成药处方:内消瘰疬丸,口服,每次8丸,每日3次。

本处方具有软坚散结的功效。用于瘰疬痰核或肿或痛。大便稀溏者慎用。

(2)中药方剂

处方1:甲亢灵。煅龙骨15克,煅牡蛎15克,山药15克,墨旱莲15克,夏枯草15克,紫丹参15克。片剂。每片0.25克,相当于含生药5克。每日3次,每次服7片。如用水煎剂,上药每日1剂,煎2次口服。

本处方功效是清肝解郁,益阴潜阳,软坚散结。用于治疗甲状腺功能亢进症。

处方2:甲亢重方。黄芪30~45克,白芍12克,生地黄15~20克,香附12克,夏枯草30克,何首乌20克。煎剂,每日1剂,水煎2次,口服。

本处方功效是益气养阴,疏肝解郁。用于治疗甲状腺功能亢进久病气阴两虚证。重用黄芪治疗甲亢确有独特的优越性,它不但能显著改善症状,而且对降低血清T_3、T_4的含量,改善甲状腺功能均有明显效果。

3. 康复处方

（1）甲状腺功能亢进症患者对热能和各种营养物质消耗增多，故饮食首先需要保证足够的能量，常以高蛋白、高维生素（特别是 B 族维生素）为原则配膳，可选甲鱼、鸡、鸭、鱼、番茄、百合、苹果等作滋补调理。

（2）多饮水以补充水分，但禁用浓茶、咖啡等兴奋性饮料，并坚决戒酒。

甲状腺功能减退症

甲状腺功能减退症简称甲减，是指由于各种原因导致的低甲状腺激素血症或甲状腺激素抵抗而引起的全身性低代谢综合征，其病理特征是黏多糖在组织和皮肤堆积，表现为黏液性水肿，因此又称黏液性水肿。常见临床症状有初起食欲缺乏，月经不调，嗜卧，健忘，渐则皮肤水肿而肥厚，尤以颜面肌肉肥厚为甚。眼睑肿胀、颊部下垂、口唇隆起、容貌丑恶为本病之特征。项肌、手足背肌干燥肥厚，易疲劳，反应迟钝。多因肝脾两虚，肝虚气郁，脾虚失运，痰气交结，功能降低所致。患者多以 30 岁以上女性较多。

1. 西药处方

处方 1：左甲状腺素钠，口服，每次 25 微克，每日 1 次。

本处方适合于先天性甲状腺功能减退症（克汀病）与儿童及成人的各种原因引起的甲状腺功能减退症的长期替代治疗，也可用于单纯性甲状腺肿，慢性淋巴性甲状腺炎，甲状腺癌手术后的抑制（及替代）治疗，有时可用于甲状腺功能亢进症的辅助治疗，也可用于诊断甲状腺功能亢进的抑制试验。成人：最初每日服用 25～100 微克（1/2～2 片），可每隔 2～4 周增加 25～50 微克（1/2～1 片），直至维持正常代谢为止。一般维持剂量为 50～200 微克（1～4 片）。老年或有心血管疾病患者,起始量以 12.5～25 微克(1/4～1/2 片)为宜,可每 3～4 周增加一次剂量,每次增加 12.5～25 微克(1/4～1/2 片)。投药后应密切观察患者有否心率加快,心律失常、血压改变,必要时暂缓加量或减少用量。

处方 2:甲状腺片,口服,每次 20 毫克,每日 1 次。

本处方适合于各种原因引起的甲状腺功能减退症。成人常用量:口服,开始为每日 10～20 毫克,逐渐增加,维持量一般为每日 40～120 毫克,少数患者需每日 160 毫克。婴儿及儿童完全替代量:1 岁以内 8～15 毫克;1～2 岁 20～45 毫克;2～7 岁 45～60 毫克;7 岁以上 60～120 毫克。开始剂量应为完全替代剂量的 1/3,逐渐加量。由于本品 T_3、T_4 的含量及两者比例不恒定,在治疗中应根据临床症状及 T_3、T_4、TSH 检查来调整剂量。对病程长、病情重的甲状腺功能减退症或黏液性水肿患者,使用本类药应谨慎小心,开始用小剂量,以后缓慢增加直至生理替代剂量。

2. 中药处方

中药方剂

处方 1:邝氏助阳益气方。党参 10～30 克,黄芪 15～30 克,仙茅 9 克,淫羊藿 9～15 克,菟丝子 9～12 克,熟地黄 9～12 克。每日 1 剂,水煎,分 2 次口服,疗程分 3 个阶段。第一阶段,单用中药治疗 2～4 个月;第二阶段,用中药配合小剂量甲状腺片,每日 30 毫克,治疗 1～2 个月,继而将甲状腺片加至每日 60 毫克,治疗 1～2 个月;第三阶段,中药合用小剂量甲状腺片。

本处方功效是温肾,助阳,益气。用于治疗甲状腺功能减退肾阳虚型,症见形寒怯冷,表情淡漠,神情呆板,头昏嗜睡,面色苍白,月经不调,体温偏低,舌体胖、色淡,脉沉缓迟细等症。温肾、助阳、益气是治疗甲减的基本方法,方用党参、黄芪补气,仙茅、淫羊藿温补肾阳。因本证多见肾精不足的现象,宜于阴中求阳,故加用熟地黄以兼顾肾阴。

处方 2:补益脾肾方。制附子 6 克,干姜 3 克,肉桂 2 克,党参 15 克,茯苓 9 克,白术 9 克,炙甘草 4.5 克。每日 1 剂,水煎 2 次,口服。

本处方功效是温中健脾,扶阳补肾。用于治疗甲状腺功能减退脾肾阳虚型。甲减主要病变在肾,但每多肾病及脾,导致脾虚失运,面浮足肿,食减便溏,肢冷畏寒,故温补脾肾是甲减的常用治法之一。本方以四君子汤合四逆汤为基本方,可随证加减应用。

3. 康复处方

(1)饮食首先需要保证足够的热能,常以高蛋白、高维生素(特别是 B 族维生素)的原则配膳,可选鸡、鱼、羊肉、狗肉、牛肉、龙眼等滋补调理。

(2)妊娠期、哺乳期的患者应注意补充足够的含碘食物。

肥 胖 症

肥胖症是指体内脂肪堆积过多和(或)分布异常、体重增加,是遗传因素、环境因素等多种因素相互作用所引起的一种慢性内分泌新陈代谢性疾病。多因暴饮暴食或挑食和生活无规律性,或睡前进餐,食后就睡,或过食油腻食物和甜食,或精神过度紧张,干扰较大,或用药不当等因素所致,从而影响人体的自身调节能力,引起内分泌及新陈代谢失调,导致脂肪积蓄过多过快,逐渐形成所致。亦与长期不运动有关。肥胖症目前有增加趋势。

1. 西药处方

奥利司他,口服,每次 20 毫克,每日 3 次。

本处方适合于肥胖症或体重超重患者(体重指数≥24)的治疗。结合微低热能饮食,适用于肥胖和体重超重者,包括那些已经出现与肥胖相关危险因素的患者进行长期治疗。具有长期的体重控制

（减轻体重、维持体重和预防反弹）的疗效。服用奥利司他可以降低与肥胖相关的危险因素和与肥胖相关的其他疾病的发病率，包括 2 型糖尿病、高血脂、高血压等。餐时或餐后 1 小时内口服 1 粒。如果有一餐未进或食物中不含脂肪，则可省略一次服药。此外，必要时可以搭配维生素同时服用。当奥利司他与脂肪含量很高的某一餐同服时，发生胃肠道反应的可能性增加。

2. 中药处方

（1）中成药处方

处方 1：消补减肥片，饭前半小时温开水送服，每次 3～4 克，每日 3 次，连服 1 个月为 1 个疗程。依据病情需要，可连用 2～3 个疗程。

本处方组成为黄芪、白术、蛇床子、香附、姜黄、大黄等。临床观察本品减肥的综合效果和降低体重、体重指数的作用都很显著，药力缓和持久，食欲抑制作用比较轻微。

处方 2：轻身降脂乐，口服，每次 2.5 克，每日 2 次，于早饭前及晚上临睡前各服 1 次，30 天 1 个疗程。

主要组成为何首乌、夏枯草、冬瓜皮、陈皮、黄芪等，是一种新型降脂减肥的中成药。用于单纯性肥胖，特别是胃火偏盛的肥胖者效果更好。凡有肾炎、低血压、肝炎及消化道疾病者禁用。

处方 3：减肥通圣片，口服，每次 6 片，每日 3 次，30 天为 1 个疗程。

主要组成为大黄、芒硝、滑石粉、麻黄、栀子、昆布等。清热燥湿，化痰减肥。用于湿热痰浊内阻之肥胖症。

（2）中药方剂

处方 1：体可轻。法半夏、陈皮、云茯苓、炒苍术、炒薏苡仁、大腹皮各等份。上药制成浓缩小丸，每次 10 克（约 45 粒），每日 3 次，45 日为 1 个疗程。

本处方功效是燥湿化痰，健脾理气。用于治疗单纯性肥胖症。

处方 2:达原饮。槟榔 12 克,厚朴 9 克,草果 9 克,知母 10 克,黄芩 10 克,白芍 15 克,甘草 6 克。水煎,每日 1 剂,分 2 次服。待症状减轻后,按原药量比例制成散剂,每服 6 克,每日 3 次。1 个月为 1 个疗程,一般服 3 个疗程。

本处方功效是辟秽化浊。用于治疗单纯性肥胖症。

3. 康复处方

(1)荷叶茶:荷叶适量,将其阴干,水煎当茶喝。

(2)魔芋通便减肥粥:魔芋精粉 10~15 克,怀山药粉 15 克,茯苓粉 15 克,加适量燕麦片,煮粥作早餐吃。

(3)慢跑:40 分钟的慢跑,可以消耗 160 卡的热能(相当于一碗米饭)。正确的慢跑方法是用通常习惯的步幅,自然放松。特别要用力吸气,均匀地呼吸。跑步的速度可以参照有氧训练的标准。跑步前不宜吃得过饱,当室外气温超过 25℃时,适合早晚跑步。要求衣服透气性好,鞋要舒适、合脚,选择踝关节和足跟都可以得到保护的运动鞋。

(4)游泳:游泳是均匀的消耗全身脂肪的最理想运动。脊椎、关节、腹肌、手臂和双腿都可在不负重的状态下得到多方面的锻炼。每周游泳 2~3 次,速度快者每次需要 20 分钟,速度稍慢者以 30 分钟为宜。

(5)蒸气浴:可以促使毛细血管扩张,加速体内循环,使大汗腺分泌,体内的钠盐及其他物质随汗液大量地排出体外,同时能量物质转化为热能随汗散发掉,使体重减轻。

(6)针灸穴位减肥法:针灸可使肥胖者空腹血糖降至正常水平,使肾上腺和皮质醇促进机体脂肪转化的作用趋于正常,达到减肥效果。各种类型肥胖通用的穴位有耳穴口、食管,体穴人中、中脘、气海。单纯性肥胖选耳穴:三焦、肺、内分泌。脾胃俱旺型肥胖选体穴:三阴交、内庭、合谷、曲池、脾俞、胃俞穴。自幼开始的体质性肥胖和食欲亢进引起的过食性肥胖选耳穴:大肠、小肠、内分泌。肠燥便结性肥胖选耳穴三焦,体穴:肺俞、曲池、支沟、天枢。操作方法:耳穴埋针或王不留行,用胶布固定。体穴用泻法深刺,6 次为 1 个疗程。

糖 尿 病

　　糖尿病是一种慢性代谢性疾病,以高血糖为特征。中医将糖尿病称为"消渴",意思就是消瘦加上烦渴。从西医学的角度上看,糖尿病是因胰岛素分泌绝对或相对不足,以及某些组织细胞对胰岛素敏感性降低引起的糖类、蛋白质、脂肪、水和电解质等一系列代谢紊乱,临床以高血糖为主要标志,久病可引起多系统损害,导致眼、肾、神经、心脏、血管等组织的病变,引起功能缺陷及衰竭,病情严重时可发生代谢紊乱如酮症酸中毒等。

　　糖尿病是一个复杂的非传染性终身慢性疾病,如何治疗及控制血糖是一个长期的、终身的任务。多数糖尿病患者对糖尿病的知识了解得非常少,导致糖尿病的控制长期处于非常不理想的状态,久而久之,导致了多种严重的慢性并发症的发生。因此,正确认识糖尿病,采取有效的控制和监测的措施是非常重要的。

1. 西药处方

　　正规胰岛素注射液,皮下注射,每次 6 单位,每日 4 次。

　　本处方适合于 1 型糖尿病患者。1 型糖尿病患者须终身用胰岛素治疗。皮下注射:一般是早晚餐前,或早、中、晚餐前,或三餐前加睡前。用量从小剂量即每次 4 单位开始,以后根据病情、血糖、尿糖逐步调整。静脉注射只有在急症时(如糖尿病性昏迷)才用。中型糖尿病患者,每日需要量为 5~40 单位,于每次餐前 30 分钟注射(以免给药后发生血糖过低症)。较重患者用量在 40 单位以上。对糖尿病性昏迷,用量在 100 单位左右,与葡萄糖(50~100 克)一同静脉注射。胰岛素过量可使血糖过低。其症状视血糖降低的程度和速度而定,可出现饥饿感、精神不安、脉搏加快、瞳孔散大、焦虑、头晕、共济失调、震颤、昏迷,甚至惊厥。必须及时给予食用糖类。注射部位可有皮肤发红、皮下结节和皮下脂肪萎缩等局部反应。故需经常更换注射部位。

2. 中药处方

(1)中成药处方:糖脉康颗粒,口服,每次 5 粒,每日 3 次,或遵医嘱。

本处方主要成分黄芪、生地黄、丹参、麦冬、牛膝、黄精等。具有养阴清热,活血化瘀,益气固肾的功效。适用于证属气阴两虚、瘀热互结糖尿病者。

(2)中药方剂

处方 1:胜甘降糖方。山茱萸 30 克,五味子 30 克,丹参 30 克,黄芪 40 克。水煎服。每日 1 剂,分 2～3 次服,1 个月为 1 个疗程。

本处方功效是养阴生津,益气活血。用于治疗糖尿病。阴虚是糖尿病的根本病机,瘀血是糖尿病病理变化的产物,同时又是导致糖尿病病情加重及产生多种并发症的因素。所以,方中山茱萸、五味子合用,益肾养阴、敛阴生津;丹参、黄芪合用,益气活血,标本同治。本方体现了以酸胜甘,故命名胜甘方。在中医治疗糖尿病的验方报道中,以酸胜甘法常被采用,山茱萸和五味子配伍是常用的一组药对,有时再配伍乌梅。在应用上述药对时,又常常与甘温或甘寒的药物如黄芪、人参、生地黄、熟地黄、麦冬等同用,酸甘化阴的治疗方法与本病阴虚病理相符,临床常常能收到较好的效果。

处方 2:葛根玉泉方。葛根 36 克,天花粉 15 克,麦冬 15 克,乌梅 10 克。将乌梅砸碎,与洗净切碎的葛根、天花粉、麦冬同入砂锅。加足量清水,中火煎煮 20 分钟,过滤去渣,取汁约 2 000 毫升,分服。

本处方功效是生津止渴,降血糖。用于治疗中老年糖尿病。

处方 3:活血降糖汤。丹参 30 克,黄芪 30 克,山药 30 克,赤芍

10克,苍术10克,玄参10克,三七粉2～5克。水煎服,每日1剂,分2～3次服。三七粉分2～3次吞服。

本处方功效是益气健脾,活血化瘀。用于治疗2型糖尿病瘀血型。

3. 康复处方

(1)玉米须茶:玉米须50克。将采收的新鲜玉米须放入清水中漂洗干净,然后晒干或烘干,切碎,装入洁净纱布袋,扎口,放入大茶杯中用沸水冲泡,加盖闷15分钟即可饮用。解毒泄热,平肝降压,降血糖,主治各类糖尿病,对中老年糖尿病并发高血压者尤为适宜。

(2)黄精麦冬玉米须茶:黄精10克,麦冬15克,玉米须30克。将玉米须洗净,切碎后装入纱布袋中,扎口,备用。黄精、麦冬分别洗净后切成片,与玉米须袋同入砂锅,加足量清水,中火煎煮20分钟,取出药袋即成。养阴生津,解毒泄热,降糖降压。对中老年糖尿病患者伴发高血压者尤为适宜;对糖尿病兼有暑热或邪热伤及肺胃,津液耗伤等症者,也有较好的治疗效果。

(3)薏苡仁冬瓜粟米粥:薏苡仁30克,新鲜连皮冬瓜250克,粟米60克。将冬瓜洗净,冬瓜皮切成粗粒,放入纱布袋中,扎口备用。再将冬瓜肉及瓤切成1厘米见方的小块,待用。将薏苡仁、粟米淘洗干净,放入砂锅,加适量水,大火煮沸后加入冬瓜皮药袋及冬瓜小块,改用小火煨煮40分钟,取出冬瓜皮药袋,再煮至薏苡仁、粟米熟烂后即成。清热除烦,生津止渴,降血糖。

(4)人参枸杞子粥:生晒参1克,枸杞子30克,粟米60克。将人参洗净,晒干或烘干,研成极细末,备用。将枸杞子拣净,用清水冲洗后,与淘净的粟米同入砂锅,加水适量,先用大火煮沸,再改用小火煨炖至粥稠,粥将成时调入人参细末,拌匀即成。大补元气,滋阴降糖。通治各类型糖尿病,对中老年糖尿病患者来说,运用人参防治有关病症时,需长期坚持服食方能奏效。惟需重视每日用量不宜超过1克,且以10日为1个疗程,即连续服粥10日后停服7～10

日,再视病情需要来决定是否进行下1个疗程。

高脂血症

　　高脂血症又称高血脂症,是指由于脂肪代谢或运转异常而使人体血液中的血脂含量超过正常范围。一般认为,高脂血症是指血浆中总胆固醇、三酰甘油及低密度脂蛋白-胆固醇的升高,目前公认高密度脂蛋白胆固醇的降低也是心血管疾病发生发展的危险因素之一。脂质不溶或微溶于水,因此必须与蛋白质结合以脂蛋白形式存在而进行运转,所以"高脂血症"实际上也可认为是"高脂蛋白血症",可表现为高胆固醇血症、高三酰甘油血症或两者兼而有之。

1. 西药处方

　　处方1:辛伐他汀,口服,每次10毫克,每日1次。

　　本处方适宜于高胆固醇血症。辛伐他汀是他汀类药,该类药可明显降低高脂血症患者的心血管并发症,是目前治疗高脂血症的首选药。辛伐他汀(舒降脂)的有效剂量为每日10～30毫克。同类药有洛伐他汀(美降脂):开始剂量为每日1次,20毫克口服,根据病情调整剂量,最大剂量为每日80毫克。普伐他汀(普拉固):口服,每次5～10毫克,每日2次。

　　高胆固醇血症轻症患者,可用月见草油,每次2克,每日3次。其他可选择的药物还有亚油酸、益寿宁、泛硫乙胺、弹性酶等。

　　处方2:烟酸肌醇酯,口服,每次0.4克,每日3次。

　　本处方适宜于高三酰甘油血症。烟酸肌醇酯属于烟酸类,能降低三酰甘油和胆固醇。另有溶解血栓、抗凝、抗脂肪肝等作用。同类药还有烟酸(尼古丁酸):口服,每次50～100毫克,每日3～4次。阿西莫司(乐脂平):口服,每次250毫克,每日2～3次

　　高三酰甘油血症轻症患者可选用其他如多烯康胶丸、月见草

油、藻酸双酯钠、降脂宁等作用缓和及不良反应少的药物。较重的三酰甘油血症可选用阿昔莫司、氯贝丁酯类药物，以及复合制剂，如萘酚平、益多脂、双贝特等。严重的三酰甘油血症、血液黏稠度高者，应用吉非贝齐、非诺贝特等可取得较好疗效，也可用长效制剂如苯扎贝特、苄氯贝特等。

2. 中药处方

(1)中成药处方

处方1：绞股蓝总苷片，片剂：口服，每次2～3片，每日3次。胶囊：口服，每次2～3粒，每日3次。

本处方适合于高脂血症，症见心悸气短、胸闷肢麻、眩晕头痛、健忘耳鸣、自汗乏力或脘腹胀满等心脾气虚，痰阻血瘀。养心健脾，益气和血，除痰化瘀，降血脂。

处方2：血脂康胶囊，口服，每次2粒，每日2次，早晚饭后服用；轻、中度患者每日2粒，晚饭后服用；或遵医嘱。

本处方适合于脾虚痰瘀阻滞症的气短、乏力、头晕、头痛、胸闷、腹胀、食少纳呆等高脂血症；也可用于由高脂血症及动脉粥样硬化引起的心脑血管疾病的辅助治疗。除湿祛痰，活血化瘀，健脾消食。

处方3：健脾降脂颗粒，颗粒：口服，每次10克，每日3次。冲剂：冲服，每次10克，每日3次。

本处方适合于脾运失调、气虚、血瘀引起的高脂血症，症见眩晕耳鸣，胸闷纳呆，心悸气短等。健脾化浊，益气活血。

(2)中药方剂

处方1：白金丸。白矾3份，川郁金7份。上药研细和匀，制成丸剂。每次6克，每日3次，口服20日为1个疗程，连用2～3个疗程。本处方功效是祛痰，行气，解郁。用于治疗高脂血症，肥胖症。方中白矾主要成分为硫酸钾铝，具有收敛等作用，能减少肠道内胆固醇等脂质的吸收；郁金有利胆作用，增加胆固醇的代谢产物胆酸等从肠道排泄，从而起到降脂的作用。

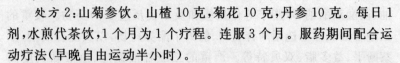

处方2:山菊参饮。山楂10克,菊花10克,丹参10克。每日1剂,水煎代茶饮,1个月为1个疗程。连服3个月。服药期间配合运动疗法(早晚自由运动半小时)。

本处方功效是消食化瘀。用于治疗高脂血症。方中山楂的果实、山楂叶、山楂核都有显著的降血脂作用。

处方3:降脂汤。何首乌15克,枸杞子10克,决明子30克。水煎服,每日1剂,2次分服。

本处方功效是补肝养血,润肠通便。用于治疗高脂血症。本方重用决明子30克,该药含多种蒽醌类衍生物。实验研究表明,决明子的煎剂有良好的降血脂作用。虽然对血清总胆固醇的水平影响不大,但能明显升高血清高密度脂蛋白-胆固醇(HDL-C)的含量及提高 HDL-C/TC 比值,明显改善体内胆固醇的分布状态,有利于预防动脉粥样硬化。

3. 康复处方

(1)冬瓜薏苡仁汤:薏苡仁60克,冬瓜100克,食盐适量。将薏苡仁用清水洗净,浸泡20分钟;冬瓜洗净,连皮切成块状,与薏苡仁同放砂锅内,加清水适量,煮至薏苡仁熟烂,加入食盐,拌匀即成。上、下午分食。健脾清热,利湿减肥。适用于脾虚湿阻型脂肪肝及高脂血症、糖尿病、高血压等。

(2)燕麦粥:每日早餐吃燕麦片50克左右,有良好的降低血脂效果。

(3)什锦杂粮:粟米150克,玉米100克,荞麦100克,高粱100克。将粟米、玉米、荞麦、高粱分别洗净,先将玉米煮至熟软,再加入粟米、荞麦、高粱搅匀,倒入适量清水,用大火煮沸后,改用小火焖至香熟即成。作主食食用。健脾除湿,消积下气,祛瘀降浊。适用于脾气虚弱型脂肪肝及高脂血症、高血压等。

(4)大枣白鸽饭:大枣10枚,乳鸽1只,米饭200克,冬菇5朵。将乳鸽洗净,斩块,用菜油、酱油、黄酒、姜、白糖浸泡6小时;大枣去皮、核;冬菇水发后切丝;将鸽肉、大枣、冬菇一并加入米饭内,蒸 15 分钟即可服食,每日 1 剂。健脾益气,生精温肾。香菇所含的香菇腺嘌呤是一种降低胆固醇的有效成分,我国安徽省香菇产区就有用香菇降血脂、降血压的经验,每日吃 3～4 个香菇,用水煮后服食,1 周后即可降至正常范围。

(5)芹菜叶拌香干:鲜嫩芹菜叶 300 克,香干 150 克,白糖、食盐、味精、酱油、香油各适量。将鲜嫩芹菜叶择洗干净,放开水锅中焯一下,捞入凉水盆内过凉,沥干水分。将香干放开水锅中焯一下,捞出晾凉,切成绿豆大小的丁放入大碗内。将芹菜叶切成碎末,放入香干粉,撒上食盐、白糖、味精拌匀,稍腌,食用时放入盘内,淋上酱油、香油拌匀即成。佐餐食用。健脾益气,平肝降压。适用于肝经湿热型脂肪肝及冠心病、高血压病、高脂血症等。

(6)水蛭粉:每日 3～5 克,分 2 次口服,对降低胆固醇效果显著。

痛 风

痛风是嘌呤代谢障碍所致的一组异质性慢性代谢性疾病,其临床特点为高尿酸血症、反复发作的痛风性急性关节炎、间质性肾炎和痛风石形成;严重者伴关节畸形或尿酸性尿路结石。本病常伴有肥胖、2 型糖尿病、高脂血症、高血压、动脉硬化和冠心病等,临床上称为代谢综合征。高尿酸血症和痛风仅为本综合征中的表现之一。本病可分为原发性和继发性两类,其中原发性痛风占绝大多数。

1. 西药处方

处方 1:秋水仙碱,口服,每次 1 毫克,每 2 小时 1 次。

本处方适合于急性痛风,对一般疼痛、炎症和慢性痛风无效。

治疗急性痛风:口服首剂 1 毫克,以后 1～2 小时 0.5 毫克,直至症状缓解或出现不良反应。用于治疗急性痛风性关节炎发作时 24 小时内不可超过 6 毫克。并在症状缓解后 48 小时内不需服用,72 小时后每日 0.5～1 毫克服用,服用 7 日。预防痛风急性发作:每日或隔日 0.5～1 毫克。在应用别嘌醇或促尿酸排泄药物治疗慢性痛风时,亦可同时给予本品以预防发作。秋水仙碱有剧毒,常见的恶心、呕吐、腹泻、腹痛等胃肠道反应是严重中毒的前驱症状,症状出现时即行停药。

处方 2:异嘌呤醇,口服,每次 100 毫克,每日 3 次。

本处方适合于慢性原发性或继发性痛风的治疗,而对急性痛风发作无效,因该品无消炎作用,并有可能加重或延长急性期的炎症。控制急性痛风发作时,须同时应用秋水仙碱或其他消炎药,尤其是在治疗开始的几个月内。初始剂量为每次 0.05 克,每日 2～3 次,2～3 周后增至每日 0.2～0.4 克,分 2～3 次服;严重痛风每日可用至 0.6 克。小儿每日 8 毫克/千克。维持量为成人每次 0.1～0.2 克,每日 2～3 次。为了减少异嘌呤醇的不良反应,每个接受该药治疗的患者必须进行血常规、肝功能及肾功能等项目的药前检测和药后的定期复查对照,发现不良反应要立即停药,并及时治疗。

2. 中药处方

(1)中成药处方

处方 1:祛风舒筋丸,口服,每次 12 丸,每日 2 次。

本处方具有祛风散寒,除湿活络的功效。用于风寒湿闭阻所致的痹病,症见关节疼痛、局部畏恶风寒、屈伸不利、四肢麻木、腰腿疼痛。孕妇慎用。

处方 2:四妙丸,口服,水泛丸,每次 6～9 克,每日 2 次,小儿酌减。

本处方具有清热祛湿,通络止痛的功效。用于肢体关节红肿热痛,日轻夜重,兼见发热,心烦,小便短赤,舌质红,苔黄,脉滑数。

（2）中药方剂

处方 1：加味四妙汤。黄柏 15 克，生薏苡仁 20 克，苍术 15 克，牛膝 15 克，汉防己 10 克，萆薢 15 克，赤芍 15 克，金钱草 30 克，地龙 15 克，全蝎 5 克，泽泻 10 克。

上药水煎服，每日 1 剂，分 2 次服；病情重者每日 2 剂，分 4 次服。并将药渣敷于患处，15 日为 1 个疗程。

本处方功效是清热利温，通络止痛。用于治疗痛风。

处方 2：地黄黄芩方。生地黄 15 克，山茱萸 10 克，茯苓 10 克，泽泻 10 克，黄芪 15 克，丹参 15 克，益母草 15 克，桑寄生 15 克，秦艽 20 克。煎服，每日 1 剂，2 次分服。

本处方功效是补肾益气，活血利尿。用于治疗原发性痛风肾变期，气血两虚型。

3. 康复处方

（1）食疗方：东北雌性红萝卜（100～200 克/个），带皮生食，日食 3 次，上午 1 次、下午 1 次、晚上临睡前 1 次，连食 1 个月。雌性红萝卜属碱性高钾食品，是含钾量极高的特殊品种，是一种基本上不含嘌呤的蔬菜。雌性红萝卜中含有丰富的活性酶，生食可有效地促进嘌呤的代谢。雌性红萝卜中还含有大量的钾、磷、钙、铁、维生素等物质，可以有效地提高血液质量、碱化血液并有利尿、溶石作用，对痛风患者十分有利。

（2）多食蔬菜水果：每天供给大量的蔬菜和水果，以补充 B 族维生素、维生素 C，以及铁、锌等营养素。蔬菜和水果属于碱性食物，可使尿液呈碱性，有利于尿酸溶解，将尿酸顺利排出。

（3）多饮水：每天给水 2 000～3 000 毫升，以增加尿量，促进尿酸排出，还可降低尿酸浓度，预防尿路结石，延缓对肾脏的进行性损害，为防止尿浓缩，夜间也应补充水分。嘱患者多饮白开水、鲜果汁、矿泉水等，保持尿液稀释以利于尿酸排出。

七、风湿免疫科常见病处方

类风湿关节炎

类风湿关节炎是一种以关节病变为主要特征的慢性、全身性、免疫系统异常的疾病。患者可重点刮拭四肢的"阿是穴",一般治疗7次后,疼痛能明显减轻。两个疗程后,疼痛会很大程度上减轻,关节红肿也会减轻很多。早期有游走性的关节疼痛、肿胀和功能障碍,晚期则出现关节僵硬、畸形、肌肉萎缩和功能丧失。

1. 西药处方

处方1:双氯芬酸钠,口服25毫克,每日1次;或美洛昔康,口服7.5毫克,每日1次。

本处方适合于类风湿关节炎。非甾体类抗炎药如阿司匹林、双氯芬酸钠、吲哚美辛、布洛芬及环氧化酶抑制药美洛昔康等为治疗类风湿关节炎的首选基本用药,只能改善症状。一般需服用2周后才能见效,效果不明显时可改用其中的另一种药,不宜同时使用两种非甾体类抗炎药。由于本病疗程较长,上述药物存在一定的不良反应,因此在用药过程中,应注意胃肠道反应,定期检查肝肾功能及血象。

处方2:雷公藤片,口服20毫克,每日3次;或青霉胺片,口服0.75克,每日2次。

本处方适合于类风湿关节炎。金诺芬、雷公藤、青霉胺等属慢作用抗风湿药,能控制病情进展。一般需用药3～6个月才能见效,可与非甾体类抗炎药联合使用。青霉胺使用前要求做青霉素皮试。起始量要小,逐渐加量。由于本病疗程较长,上述药物均存在一定的不良反应,因此在用药过程中,应注意胃肠道反应,定期检查肝肾功能及血象。

处方 3:泼尼松片,口服 30 毫克,每日 1 次。

本处方适合于类风湿关节炎。糖皮质激素如泼尼松有强大的抗炎作用,可使关节炎症状迅速改善,症状控制后逐渐减量,再用小剂量维持。此类药物不良反应较多,长期服用易产生激素依赖,只适用于有关节外症状者或关节炎明显又不能为非甾体抗炎药所控制或慢作用药尚未起效时的患者。由于本病疗程较长,上述药物均存在一定的不良反应,因此在用药过程中应注意胃肠道反应,定期检查肝肾功能及血象。

2. 中药处方

(1)中成药处方

处方 1:寒湿痹颗粒,开水冲服,每次 1 袋(5 克 1 袋),每日 3 次。

本处方具有祛寒除湿、温通经络的功效。用于肢体关节疼痛、疲困或肿胀、局部畏寒。孕妇忌服、身热高热者禁用。

处方 2:风湿骨痛丸,口服,每次 10~15 粒,每日 2 次。

本处方具有辛热祛寒,活络定痛,舒筋缓急的功效。用于风寒滞留筋骨而致的肢体关节疼痛,一处或多处,或此起彼伏、疼痛处肤色不变,或核起暗红色肿块、压之痛硬,或有关节肿胀、活动不利等症。不可多服,孕妇忌服。

(2)中药方剂

处方 1:雷公藤汤。雷公藤全根(去皮,文火煎 1~2 小时)。水煎雷公藤全根(内加白砂糖和白酒),浓度为 10%,每日用量相当于生药的 7.5 克,分 3 次饭后服用。服药期间,根据临床疗效逐渐减服糖皮质激素类药物,其他中西药物全部停用。

本处方功效是消炎解毒。用于治疗类风湿关节炎。实验研究表明,雷公藤主要成分可引起实验小鼠精子密度减少,精子活动率降低,精子畸形率增加。对肝脏有损害,但停药后可恢复。

处方 2:加味麻黄附子细辛汤。麻黄 10 克,附片(先煎 1 小时)12 克,细辛 6 克,羌活 10 克,独活 10 克,威灵仙 15 克,乳香 6 克,没药 6 克,桂枝 10 克,甘草 3 克。每日 1 剂,水煎服。

本处方功效是温经祛风,活血止痛。用于治疗类风湿关节炎。

3. 康复处方

(1)猪肉辣根汤:猪瘦肉 200 克,辣椒根 150 克,共煮汤,调味后服用,每日分 2 次服。可以缓解剧烈疼痛症状。

(2)叫鸡炖生姜:刚开叫的公鸡 1 只,配 150 克生姜(切片),在锅中焖炖,不放油和食盐,可放少量白酒,1 日内吃完。隔 1 周再服 1 次。公鸡仔具有补虚益肾、暖胃祛寒的作用,可缓解局部疼痛、关节肌肉无力。

(3)白酒泡鳝鱼:童子鳝鱼 500 克,阴干,泡入 1 000 毫升白酒中,1 个月后即可饮用。每次饮酒 50 毫升,每日 2 次。童子鳝鱼性温善窜,有舒筋活络、祛风除湿等功能,可缓解局部红肿热痛,防止病变向其他关节走窜,并对肩肘关节活动障碍效佳。

系统性红斑狼疮

系统性红斑狼疮(SLE)是自身免疫介导的,以免疫性炎症为突出表现的弥漫性结缔组织病。血清中出现以抗核抗体为代表的多种自身抗体和多系统累及是 SLE 的两个主要临床特征。几乎各种自身免疫性疾病的临床表现均有可能发生在 SLE。因此,许多学者称之为自身免疫病的原型。其主要病因有遗传、雌激素、环境因素等。

1. 西药处方

处方1:泼尼松片,口服60毫克,每日1次或按每日1毫克/千克。

本处方适合于系统性红斑狼疮。长期使用泼尼松治疗者应注意观察血压、血糖变化,儿童生长发育期要注意骨骼等生长发育,老年人要注意骨质疏松等问题。

处方2:5%葡萄糖注射液500毫升+甲泼尼龙1.0克,静脉滴注,每日1次,3日为1个疗程。

本处方适合于系统性红斑狼疮。甲泼尼龙适用于急性暴发性狼疮、狼疮脑病、狼疮性肾炎(Ⅳ型)等狼疮症状活跃期。使用过程中应注意本药的不良反应。

处方3:生理盐水40毫升+环磷酰胺200毫克,静脉推注,每日1次至隔日1次。或环磷酰胺冲击疗法:生理盐水500毫升+环磷酰胺1000毫克,静脉滴注,每月1次,总量6~8克。

本处方适合于系统性红斑狼疮。单用糖皮质激素疗效欠佳或不能耐受糖皮质激素者,可使用免疫抑制药如环磷酰胺、硫唑嘌呤或长春新碱等。环磷酰胺的冲击治疗适用于急性暴发性狼疮、狼疮脑病、狼疮性肾炎(Ⅳ型)等狼疮症状活跃期。使用过程中应注意本药的不良反应。

处方4:氯喹片,口服0.25克,每日1次至隔日1次。

本处方适合于系统性红斑狼疮。氯喹对控制红斑狼疮性皮疹、光敏感及关节症状有效,是治疗盘状狼疮的主药。

2. 中药处方

(1)中成药处方

处方1:犀角地黄丸,口服,每次12克,每日2~3次。

本处方具有清热凉血解毒的功效。用于高热不退,身热灼手,皮肤见出血性斑疹,或见吐血、便血、尿血、衄血或关节红肿热痛,口干口苦,舌红绛,苔黄,脉弦数或滑数。有出血倾向者,加用失血奇效丸;关节红肿热痛者,加用四妙丸或湿热痹冲剂;高热而神昏者,加用安宫牛黄丸或至宝丹,备选成药可用神犀丸。

处方 2:知柏地黄丸,口服,每次 1 丸,每日 2 次。

本处方具有滋阴清热的功效。用于颜面红斑潮红,低热不退,手足心热,心烦口干,头晕目眩,关节酸痛,腰膝酸软,舌红,少苔,脉细数。

处方 3:济生肾气丸,口服,每次 1 丸,每日 2～3 次。

本处方具有温补脾肾的功效。用于关节冷痛,下肢水肿,小便短少或日短夜长,形寒怕冷,食少纳呆,腹胀便溏,腰膝酸冷,舌淡胖,苔白滑,脉沉细无力。

处方 4:血府逐瘀丸,口服,每次 1 丸,每日 2 次。

本处方具有活血化瘀的功效。用于病久不愈,反复发作,关节痛久不愈,痛有定处,胁下积块,身有瘀斑,面色暗晦,舌暗红有瘀点,脉弦涩。

(2)中药方剂

处方 1:狼疮丸。金银花 80 克,连翘 80 克,丹参 80 克,赤芍 80 克,蒲公英 80 克,白鲜皮 40 克,桃仁 50 克,红花 30 克,蜈蚣 8 条。上药制成蜜丸,每丸重 9 克。每日 2 次,每次 2 丸;急性期每日 3 次,每次 4 丸,温开水送服,持续服用 3～5 年。

本处方功效是消热解毒,活血化瘀。用于治疗系统性红斑狼疮。实验证明,狼疮丸对不同原因引起的炎症,包括Ⅰ、Ⅲ、Ⅳ型变态反应,均有抑制作用,但对免疫反应的致敏和反应期均无作用。此外,能缩短优球蛋白溶解时间。

处方 2:祛风温阳通络方。川桂枝 3 克,制川乌(先煎 2 小时)9 克,制草乌(先煎 2 小时)9 克,炒荆芥 9 克,炒防风 9 克,淫羊藿 9 克,伸筋草 9 克,玄参 9～12 克,甘草 3～4.5 克。水煎服。6 个月为 1 个疗程,疗效不显者再续 1 个疗程,两疗程之间间隔不超过 14 日。

本处方功效是散寒除湿,祛风温阳。用于治疗系统性红斑狼疮。临床上遇见伴有身热、烦躁、口渴等热象,或舌红少苔,口干咽燥,低热颧红等阴虚内热之证,仍宜用乌头、桂枝,仅对不同兼证酌加清热解毒或养阴生津之品;为防辛温药耗伤阴津,用苦寒之玄参监制;为防川草乌的毒性,用甘平的甘草解毒。

3. 康复处方

(1)注意防寒,避免日光或其他紫外线照射。外出打遮阳伞,戴遮阳帽,穿长袖上衣和长裙、长裤。

(2)有些红斑狼疮患者食用海鲜后会出现过敏现象,诱发或加重病情,应避免食用。香菜、芹菜久食能引起光过敏,使患者面部红斑皮损加重,故不宜使用。辛辣食物,如辣椒、生葱、生蒜等能加重患者内热现象,不宜食用。

(3)桑枝鸡:桑枝 60 克,绿豆 30 克,鸡肉 250 克,将鸡肉洗净,加入适量的水,放入绿豆及洗净切段的桑枝,清炖至肉烂,用食盐、姜、葱等调味,饮汤食肉,量自酌。清热通痹,益气补血,清利湿热。用于系统性红斑狼疮发热外邪不甚而正气已虚者。

强直性脊柱炎

强直性脊柱炎是一种病因不明的慢性进行性炎症性疾病,早期病变多发生在骶髂关节及邻近软组织,以下腰部及骶髂部疼痛,伴活动受限及僵硬为主要表现,以后可累及整个脊柱而致强直和畸形、功能障碍。属中医学的"腰痛""痹证"范畴。

1. 西药处方

处方 1:

(1)非甾体抗炎药

双氯芬酸(扶他林),口服,每次 75 毫克,每日 1 次。

美洛昔康(莫比可),口服,每次 7.5～15 毫克,每日 1 次。

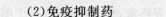

（2）免疫抑制药

柳氮磺吡啶（SASP），口服，每次 250 毫克，每日 2 次（第一周）。以后每周增加 500 毫克，至每日 2 克为维持量。

甲氨蝶呤，口服或静脉滴注，每周 7.5～15 毫克。

雷公藤总苷，口服，每次 20 毫克，每日 3 次。

沙利度胺（反应停）口服，每次 50 毫克，每日 1 次，每 10 天加量 50 毫克，至 200 毫克维持。

本处方适用于关节疼痛症状明显，影响日常生活患者。非甾体抗炎药应根据患者病情酌情使用，但不能联用。使用柳氮磺吡啶的注意事项有以下内容。

①缺乏葡萄糖-6-磷酸脱氢酶、肝功能损害、肾功能损害、血卟啉症、血小板、粒细胞减少、血紫质症、肠道或尿路阻塞等患者应慎用。

②应用磺胺药期间多饮水，保持高尿流量，以防结晶尿的发生，必要时亦可服碱化尿液的药物。如应用本品疗程长，剂量大时宜同服碳酸氢钠并多饮水，以防止此不良反应。治疗中至少每周检查尿常规 2～3 次，如发现结晶尿或血尿时给予碳酸氢钠及饮用大量水，直至结晶尿和血尿消失。失水、休克和老年患者应用本品易致肾损害，应慎用或避免应用本品。

③对呋塞米、砜类、噻嗪类利尿药、磺脲类、碳酸酐酶抑制药及其他磺胺类药物有过敏反应的患者，对本品亦会过敏。

④遇有胃肠道刺激症状，除强调餐后服药外，也可分成小量多次服用，甚至每小时 1 次，使症状减轻。

⑤根据患者的反应与耐药性，随时调整剂量。部分患者可采用间歇治疗（用药 2 周，停药 1 周）。

⑥腹泻症状无改善时，可加大剂量。夜间停药间隔不得超过 8 小时。

⑦有肾功能损害者应减小剂量。

处方 2：糖皮质激素

醋酸泼尼松(强的松),口服 10～20 毫克,每日 1 次。

甲泼尼松龙(美卓乐),口服 8～16 毫克,每日 1 次。

本处方适用于关节疼痛症状明显,非甾体抗炎药及缓解病情药物不能缓解症状者。

处方 3:TNF 拮抗药

注射用水 2 毫升＋益赛普 25 毫克,皮下注射,每周 2 次。

生理盐水 250 毫升＋英夫利昔单抗(类克)200 毫克,第 0、2、6 周静脉注射,以后每 8 周使用 1 次,余同上。

本处方适用于关节疼痛肿胀明显,炎性指标升高明显,或一般慢作用药物无效及因不良反应限制使用的患者。

2. 中药处方

(1)中成药处方

处方 1:寒湿痹颗粒,开水冲服,每次 1 袋(5 克 1 袋),每日 3 次。

本处方具有祛寒除湿、温通经络的功效。用于腰骶冷痛,遇寒加重,恶风畏寒,舌淡红,苔白滑,脉沉弦。

处方 2:腰痛丸,每次 1 丸,每日 2 次,温开水送服。

本处方具有活血化瘀,通络止痛的功效。用于腰骶刺痛,痛有定处,活动受限,舌暗有瘀点,脉弦涩。

处方 3:独活寄生丸,每次 1 丸,每日 2 次,用温开水或黄酒送服。

本处方具有滋补肝肾,通络止痛的功效。用于腰骶酸痛,遇劳加重,腰椎畸形,功能障碍,舌淡红,苔白,脉细弱。

(2)中药方剂

处方 1:益肾蠲痹汤。生地黄、熟地黄各 15 克,炙蜂房 9 克,炙乌梢蛇 9 克,炙土鳖虫 9 克,炙僵蚕 9 克,炙蜣螂虫 9 克,炙全蝎 6 克,炙蜈蚣 2 克,当归 15 克,淫羊藿 12 克,骨碎补 9 克,鹿角胶(烊化冲服)9 克,炙甘草 9 克,鹿衔草 12 克。水煎服,每日 1 剂两煎,取煎液 500 毫升,分 2 次服用。

本处方具有益肾蠲痹的功效。主治骨痹日久,痰瘀凝聚,以骨节粗大变形、僵直固定、屈曲不伸,身体羸弱、肌肉萎缩,腰脊无力,步履艰难,甚或长年卧床不起,舌淡苔白,脉沉细弱,两尺为甚。如肌肉羸弱,舌质瘦薄少苔者,重用生地黄至 50 克,北沙参 15 克;肢冷畏寒者,加淡附片 9 克;腰骶僵硬,不能仰俯者,加龟甲胶(烊化冲服)9 克,炙穿山甲 6 克;颈项不舒者,加粉葛根 30 克。若服药后有蚁行感,此为虫类药引起的过敏反应,可用蝉蜕 6 克,徐长卿 10 克,地肤子 15 克,煎汤服用。

处方 2:通痹灵方。桂枝 10 克,麻黄 10 克,白芍 15 克,防风 15 克,制川乌 12 克,知母 12 克,白术 15 克,制乳香 10 克,制没药 10 克,制马钱子 0.6 克,蕲蛇 10 克,全蝎 6 克,续断 20 克,黄精 15 克。水煎服,每日 1 剂。

本处方具有祛风,散寒,除湿,活血,通络,止痛及补肝肾的功效。主治强直性脊柱炎,类风湿关节炎,坐骨神经痛及颈椎病。

处方 3:扶正化痰汤。露蜂房 10 克,白芥子 6 克,海藻 9 克,昆布 9 克,炒牛蒡 9 克,穿山甲 6 克,血竭 3 克,生黄芪 60 克,当归 12 克,葛根 12 克,桂枝 6 克,枸杞子 30 克。水煎服,每日 1 剂。

本处方具有补气养血,化痰通络,软坚散结的功效。适用于中期强直性脊柱炎患者,属正气不足,痰浊阻络型。

3. 康复处方

(1)运动方:患者在日常生活、工作及学习中,应时刻注意保持正确的姿势和体位。为防止病变上行至胸部使呼吸受限,应经常做胸廓运动及深呼吸运动。平时注意脊柱灵活性及髋关节活动度的练习。

(2)艾灸方:用艾绒捻成馒头样(1 个约 60 克)大小的艾团,取黏土适量,以醋调拌加工成 1.5 厘米厚的泥饼,略大于艾团,把艾团放在泥饼中央,燃烧后的艾团移至脊柱患处,以温热舒适为度,每日

1 次,每次约 1.5 小时,30 天为 1 个疗程,疗程间隔 7～10 天。

(3)针灸方:主穴选肝俞、肾俞、大杼、阳陵泉、三阴交穴。配穴:颈椎关节,选风池、天柱、大椎、列缺穴;脊柱关节,选腰背部俞穴或夹脊穴、委中、人中穴;腰骶关节,选腰阳关、17 椎下、关元俞、昆仑穴;骶髂关节,选关元俞、小肠俞、白环俞穴;髋关节,选环跳、阳陵泉穴。将穴位皮肤常规消毒,采用平补平泻手法,每日针刺 1 次,每次留针 30～40 分钟,10 次为 1 个疗程。

(4)二乌消痹膏:生川乌 15 克,生草乌 15 克,羌活 9 克,续断 12 克,白芷 9 克,生乳香 9 克,生没药 9 克,黄柏 12 克,土鳖虫 10 克,川芎 15 克,木香 9 克,威灵仙 12 克,骨碎补 12 克,海桐皮 12 克。将上药共研极细末,用蜂蜜调匀外用。使用时将调和好的药膏摊在敷料上,敷料面积大小视病变部位灵活裁贴。每 2～3 天换 1 次,直至肿胀、疼痛症状明显减轻,肢体功能恢复正常。该方具有祛风散寒,活血温经,通络止痛的功效。

(5)药浴方:①当归 15 克,川芎 30 克,鸡血藤 40 克,防风 100 克,独活 100 克,川续断 120 克,狗脊 100 克,巴戟天 100 克,胡芦巴 100 克,牛膝 150 克,桂枝 100 克,赤芍 60 克。水煎浴身,每日 1 次。此方药适用于辨证为风寒湿痹证患者。②桑枝 500 克,海桐皮 60 克,豨莶草 100 克,海风藤 100 克,络石藤 200 克,忍冬藤 60 克,鸡血藤 60 克。水煎浴身。注意水温不要超过 37℃,每日 1 次。此方适合于辨证为热痹证患者。

(6)川乌粥:生川乌 3～5 克,大米 50 克,姜汁 10 滴,蜂蜜适量。先将川乌头捣烂,研为细末,煮沸米粥,后加入川乌末,改用小火慢煮,熟后加入姜汁、蜂蜜,搅匀再煮片刻即可。早、晚餐服用,5～7 天为 1 个疗程。适用于风寒湿痹,关节屈伸不利。

八、神经科常见病处方

失　眠

失眠亦称不寐,是指以经常不能获得正常睡眠为特征的一种病症。临床上常表现为轻者入睡困难、早醒、易醒,重者彻夜难眠,或者整晚做噩梦,严重影响睡眠质量。长期失眠会导致头痛、头昏、心悸、健忘、多梦等症。可见于神经官能症、高血压、脑动脉硬化、更年期综合征,以及某些精神病等多种疾病之中。

中医学认为,失眠是由于脏腑功能紊乱、气血亏虚、阴阳失调而导致的夜不能寐。

治疗除用药物之外,还须注意患者的精神因素,劝其解除烦恼,消除思想顾虑,避免情绪激动,睡前不吸烟、不喝酒和浓茶等,养成良好的生活习惯。还应参加适当的体力劳动,加强体育锻炼,增强体质。对于严重失眠或同时具有精神失常的患者,要注意安全,以防发生意外。本症的预后一般较好。

1. 西药处方

处方 1:艾司唑仑,每次 2 毫克,睡前 30 分钟服。

一般的失眠首选苯二氮䓬类,如艾司唑仑、阿普唑仑、三唑仑等。本品起效快,适合入睡困难的失眠患者。许多人用催眠药害怕出现药物依赖性,所以不敢用催眠药。其实,苯二氮䓬类药物的依赖性很小,一般要连续用 2 个月后才会产生,所以短暂用几日完全不用担心依赖性的问题。

处方2：硝西泮,每次5~10毫克,睡前服。

本处方作用较持久,适合早醒的失眠患者。

处方3：唑吡坦(思诺思),每次10毫克,睡前30分钟服。

本处方特别适合于老年人失眠。老年人是失眠发生率最高的人群。特别要注意的是,老年人对大多数催眠药都不能用,因为老年人对催眠药非常敏感,容易引起平衡功能失调而发生摔跤,甚至引起骨折。所以,对于老年人用催眠药应该选择安全范围大的药品,主要有2类。①唑吡类:包括唑吡坦、唑吡酮等。唑吡类很安全,不会引起平衡功能失调。治疗剂量下不产生蓄积和残余作用,不容易产生耐药性和依赖性。②桂利嗪、氟桂利嗪。这2种药特别适合伴有脑动脉硬化老年人的失眠,因为它们既有催眠作用,又具有抗动脉硬化功效。

处方4：多塞平,每次25毫克,睡前30分钟服。

本处方适合于上述药物治疗无效的顽固性失眠。对于顽固性失眠,首先要找有经验的医生查明原因。

2. 中药处方

(1)中成药处方

处方1：朱砂安神丸,口服,每次9克,每日1~2次。

本处方具有清心火、安神志的功效。用于胸中烦热,心悸不宁,失眠多梦。

处方2：琥珀多寐丸,口服,每次1.5~3克,温开水送服,每日2次或睡前1次服用,小儿酌减。

本处方具有养血补血,壮肾益气,平肝安神的功效。适用于心血不足,肾气亏损,失眠多梦,怔忡健忘,心神不安。

处方3：磁朱丸,口服,每次3克,每日2次。

本处方具有镇心,安神,明目的功效。用于心肾阴虚,心阳偏亢,心悸失眠,耳鸣耳聋,视物昏花。

（2）中药方剂

处方1：加减酸枣仁汤。酸枣仁30克，川芎6克，知母15克，茯神30克。水煎服，每日1剂，分中、晚2次服，早上服淡茶1杯，或冲服参茶1杯，1个月为1个疗程。

本处方功效是养心安神，活血滋肾。用于治疗失眠。方中酸枣仁汤是治疗心肝两虚型失眠的有效方。通过研究发现，失眠患者白细胞介素2受体水平较正常人升高（$P<0.05$），经治疗后白细胞介素2受体水平下降（$P<0.05$），提示失眠患者免疫功能降低，加减酸枣仁汤对其有调节作用。

处方2：活血眠通汤。三棱10克，莪术10克，柴胡10克，炙甘草10克，白芍10克，白术10克，酸枣仁12克，当归15克，丹参15克，茯苓18克，夜交藤24克，珍珠母30克。每日1剂，水煎，分2次服。

本处方功效是活血祛瘀，疏肝宁心。治疗顽固性失眠。心神不宁每与瘀血内阻有一定关系，本方以活血行气，宁心安神为基本治法，标本兼顾，气血同治，可取得满意效果。

3. 康复处方

（1）酸枣仁芹菜汤：芹菜根90克，酸枣仁9克，水煎后，睡前服。

（2）桑椹百合大枣粥：桑椹30克，百合30克，大枣10粒，粳米50克，蜂蜜30克。本方具有滋阴养心，健脾安神的功效，适合各类失眠，对心脾两虚型失眠尤为适宜，可长期食用。

（3）葱白蘸白糖：睡前用大葱白蘸白糖放入口内，一般两晚可愈。

（4）足部按摩：临睡前30分钟用热水（以脚能承受的热度为宜，即42℃～46℃）泡双脚15～30分钟，擦干后用两手掌交替擦双足底穴位（涌泉，包括涌泉下方足跟中心处和涌泉穴上方）各3分钟。每日按摩1次，15次为1个疗程。

（5）拔罐方：取穴为①大椎、关元、中脘、内关穴；②身柱、风池、阴郄、心俞穴。采用单纯拔罐法或刺络后拔罐法。每次选一组穴，留罐 20 分钟，每日 1 次，10 次为 1 个疗程。

（6）艾灸方：于每晚睡前用艾卷悬灸百会穴 10～15 分钟。一般灸后 5～15 分钟即可入睡，个别患者则延迟到 2 小时后才入睡，有的患者于灸中即入睡。一般灸 1～4 次，睡眠时间可持续 8～12 小时。

偏头痛

偏头痛又称偏头风，是一组常见的头痛类型，为发作性神经-血管功能障碍，以反复发生的偏侧或双侧头痛为特征。时痛时止，迁延不愈，或剧痛时日，痛苦异常，而渐缓解。发作前多有嗜睡、精神不振、视物模糊、畏光或肢体感觉异常等先兆症状。本病临床所见颇多，多为慢性，且病程缠绵，时作时止，日久不愈，颇难根治。中医学认为，偏头痛多因瘀血停滞、脉道闭塞、气血不通而导致。刮拭全头与颈部能使气血上行以减缓头痛。

1. 西药处方

处方 1：布洛芬，口服，每次 200～400 毫克，每日 3 次。

本处方适合于轻到中度的偏头痛发作期的治疗，偏头痛的预防性治疗，慢性发作性偏侧头痛的治疗，为发作期用药。成人常用量：轻或中等疼痛及痛经的止痛，口服，每次 0.2～0.4 克，每 4～6 小时 1 次。成人用药最大限量一般为每日 2.4 克。小儿常用量：口服，每次按体重 5～10 毫克/千克，每日 3 次。最常见的不良反应是胃肠系统。

处方 2：苯噻啶，口服，每次 1.5 毫克，每晚 1 次。

本处方适合于典型和非典型性偏头痛，能减轻症状及发作次数，疗效显著，但对偏头痛急性发作无即刻缓解作用，为预防性治疗用药。口服，每次 0.5～1 毫克，每日 1～3 次。为减轻嗜睡不良反应，可在第 1～3 日，每晚 1 片，第 4～6 日，每日中午及晚上各 1 片，第 7 日起每日早、午、晚各 1 片。如病情基本控制，可酌情递减，每周递减 1 片到适当剂量维持。对房性及室性早搏患者，剂量为每日 3 次，每次 1 片。最常见不良反应为嗜睡，故驾驶员、高空或危险作业者慎用。嗜睡一般常见于开始服药的 1～2 周，继续服药后症状可逐渐减轻或消失。其他不良反应有头昏、口干等。长期服用，适当注意血象变化。

2. 中药处方

(1)中成药处方

处方 1：治偏痛颗粒，口服，每次 20 克，每日 3 次。

本处方具有行气、活血、止痛的功效。用于血管性头痛和偏头痛。孕妇慎用。

处方 2：天麻钩藤颗粒，开水冲服，每次 5 克，每日 3 次。

方中天麻、钩藤、石决明均有平肝息风之效，用以为君。栀子、黄芩清热泻火，使肝经不致偏亢，是为臣药。益母草活血利水，牛膝引血下行，配合杜仲、桑寄生能补益肝肾，夜交藤、朱茯神安神定志，共为佐使药。诸药合用，共奏平肝息风，清热安神之功。用于肝阳上亢所引起的头痛、眩晕、耳鸣、眼花、震颤、失眠及高血压见上述症状者。

处方 3：镇脑宁胶囊，口服，每次 4～5 粒，每日 3 次。

方中水牛角清心凉肝，平肝息风止痉，丹参清心凉肝，活血化瘀通络；两药合用，平肝息风，化瘀通络，为主药。辅以天麻等平肝息风；川芎祛风行气，活血化瘀通络。佐以白芷疏经络之风邪，导邪外出而止头痛，猪脑补骨髓，益虚劳，治头风偏正头痛；藁本、细辛祛风寒湿邪，通络而止痛。各药合用，共奏平肝息风，化瘀通络之功。用于风邪上扰所致的头痛，恶心呕吐，视物不清，肢体麻木，耳鸣；血管神经性头痛、高血压、动脉硬化。外感头痛者忌用。

处方4:复方羊角胶囊,口服,每次5粒,每日2~3次。

本处方具有平肝,镇痛的功效。用于偏头痛,血管性头痛,紧张性头痛,也可用于神经痛。

(2)中药方剂

处方1:哭来笑去散。雄黄3克,火硝1.5克,制乳香1.5克,制没药1.5克,细辛1.5克,川芎1.5克。将细辛、川芎烘干,乳香、没药去油,与余药共研细末,过120目筛,装入玻璃瓶内,密封备用。用时将药瓶口对准头痛对侧鼻孔,让患者将药粉由鼻吸入,一般吸入后头痛立即缓解,如仍痛,可在数分钟后再吸,直至疼痛消失。

本处方功效是活血止痛。用于治疗偏头痛。方中之雄黄,《本草纲目》言其治偏头风病,附方中载五灵散,用雄黄与细辛等份为末,左痛右吹,右痛左吹。火硝,《本草纲目》称之为消石,"头痛欲死,消石末吹鼻内即愈",配合川芎、乳香、没药活血止痛、芳香通窍,治疗偏头痛效优。

处方2:散偏汤。川芎15克,白芍12克,郁李仁9克,柴胡9克,生甘草6克,白芥子12克,香附10克,白芷6克。每日1剂,水煎分2次服。

本处方功效是疏肝散风,行气和血止痛。用于治疗偏头痛。散偏汤出自清代医家陈士铎《辨证录·头痛篇》,专为治疗偏头痛而设,现代临床验证确有实效。

3. 康复处方

(1)梳摩痛点:将双手的十个指尖放在头部最痛的地方,像梳头那样进行轻度的快速按摩,每次梳摩100个来回,每日早、中、晚饭前各做1次,便可达到止痛目的。

(2)揉太阳穴:每日清晨醒来后和晚上临睡以前,用双手中指按太阳穴转圈揉动,先顺揉7~8圈,再逆揉7~8圈,这样反复几次,连续数日,神经性头痛可以大为减轻。

(3)中药塞鼻:取川芎15克,白芷15克,炙远志15克,一起焙干,再加冰片 7 克,共研成细粉后装瓶备用。在治疗神经性头痛时,可用绸布包少许药粉塞右鼻,一般塞鼻后 15 分钟左右便可止痛。

(4)热水浸手:神经性头痛发作时,可将双手浸没于一壶热水中(水温以手入水后能忍受的极限为宜),坚持浸泡半个小时左右,便可使手部血管扩张,脑部血液相应减少,从而使神经性头痛逐渐减轻。

癫 痫

癫痫是一组由不同病因所引起,大脑神经元高度同步化,且常具自限性的异常放电所导致,以发作性、短暂性、重复性及通常为刻板性的中枢神经系统功能失常为特性的综合征。每次发作称为痫样发作,反复多次发作所引起的慢性神经系统病症则称为癫痫。一经确诊,就应进行药物治疗。治疗的关键是按照癫痫发作类型合理选用抗痫药物,疗程要够,不能随意停药,并进行定期的临床和化验检查。

1. 西药处方

处方 1:苯妥英钠,口服,每次 0.1 克,每日 3 次。

本处方适用于癫痫、心律失常,为癫痫大发作之首选。苯妥英钠对大脑皮质运动区有高度选择性的抑制作用,能稳定神经细胞膜,抑制强直后电位及其传播,抑制连续放电的触突传导及神经传导。适用于治疗癫痫特发性全面性强直-阵挛发作、单纯部分性发作、复杂部分性发作、部分性发作继发为全面性强直-阵挛发作,对失神发作无效。每次口服 0.1 克,每日 2～3 次,通常成年人剂量为每日 0.3 克,个人可增加到每日 0.5 克。儿童,开始每日 5 毫克/千克,分 3 次服,以后剂量个体化,最大量为每日 0.6 克。主要不良反应涉及神经系统、造血系统,以及骨骼系统、胃肠道反应、过敏性反应、牙龈增生、毛发增生、肝损害、致畸反应等。用药期间需检查血象，肝功能、血钙、口腔、脑电图、甲状腺功能，并经常随访血药浓度，防止毒性反应。

处方2：卡马西平，口服，每次0.1～0.2克，每日3次。

本处方适合于复杂部分性发作，亦称精神运动性发作或颞叶癫痫。成人：开始每次0.1克，每日2～3次；第二日后每日增加0.1克，直到出现疗效为止；维持量根据调整至最低的有效量，分次服用；要注意个体化，最高量每日不超过1.2克。儿童：6岁以前开始每日按体重5毫克/千克，每隔5～7日增加一次用量，达每日10毫克/千克，必要时可增至20毫克/千克，维持量调整到维持血药浓度8～12微克/毫升，一般为每日按体重10～20毫克/千克，为0.25～0.35克，通常每日卡马西平片不超过0.4克；6～12岁儿童，第一日0.1克，服2次，每隔周增加每日0.1克，直至出现疗效；维持量调整到最小有效量，一般为0.4～0.8克，不超过每日1克，分3～4次服用。用药间注意检查全血细胞、尿常规、肝功能，以及眼科检查、卡马西平血药浓度测定。

2. 中药处方

(1)中成药处方

处方1：癫痫散，口服，每次1瓶，每日2次。7岁以上儿童服成人1/2量，3岁～7岁服成人1/3量。孕妇禁服。

本处方具有理气化痰，息风定痫的功效。用于肝风内动，痰迷心窍者。

处方2：瓜子锭，口服，每次1.2克，每日2次。

本处方具有平肝息风，镇惊化痰的功效。可用于痫证及高热惊厥。

处方3：医痫丸，口服，每次3克，每日2～3次。小儿酌减。

本处方具有祛风化痰，定痫止搐的功效。用于痰阻脑络所致的癫痫，症见抽搐昏迷、双目上吊、口吐涎沫。本品含雄黄、朱砂，不宜过量、久服。孕妇禁用。

处方 4：羊癫疯丸，口服，每次 9 克，每日 1 次。小儿 1～4 岁每次 1.5 克，5～7 岁每次 3 克。

本处方具有清热化痰，镇惊安神的功效。用于痰热壅盛，肝风内动而致癫痫者。孕妇及体弱者忌服。

（2）中药方剂

处方 1：加味龙马丹。马钱子、地龙、党参各等份。共研细末装胶囊或以蜜配丸，每粒含生药 0.3 克。服用剂量：4～7 岁每日 0.6～0.9 克，8～14 岁每日 0.9～1.5 克，15 岁以上者每日 1.8～2.4 克，分早晚 2 次口服，通常从小剂量开始，可根据病情酌增量，最大日用量不超过 3.0 克。疗程为 6 个月。

本处方功效是活血息风。用于治疗癫痫。本方对各型癫痫均有效，但以强直-阵挛发作疗效最好，对原发性癫痫的疗效明显优于症状性癫痫，年龄小、病程短者疗效相对较好，而有严重器质性脑损伤者疗效较差。远期疗效稳定，对造血系统及肝肾功能无明显影响。提示本方是疗效肯定，不良反应小的抗癫痫药，尤适用于强直-阵挛发作的治疗。方中马钱子性味苦温，有大毒，过量可致惊厥、血压升高、呼吸急促或困难，甚至昏迷等中毒症状，所以不能过量使用。

处方 2：定痫镇痛合剂。生铁落 60 克，制南星 12 克，石菖蒲 9 克，炙远志 5 克，丹参 30 克，炙地龙 6 克，甘草 9 克。将上方配 7 日的剂量，浓煎成 500 毫升，制成糖浆合剂。每次服 20 毫升，每日 3 次，同时服蝎蜈片或星蜈片，每日 2 次，每次 4～5 片（蝎蜈片：全蝎、蜈蚣等份制成，每片 0.3 克。星蜈片：生天南星 1 份，蜈蚣 3 份制成，每片 0.3 克）。如病情复杂，可用上方随症加减。

本处方功效是豁痰开窍，平肝息风，镇惊安神。用于治疗癫痫。本方是由《医学心悟》中的生铁落饮加减而成，对三叉神经痛、偏头痛亦有疗效。

3. 康复处方

(1)宜多吃酸性食物:科学研究表明,食物对原发性癫痫有一定的影响,碱性食物能诱发癫痫,酸性食物则能抑制发作(指原发性癫痫)。因此,原发性癫痫患者宜多吃酸性食物(酸性食物的代谢产物呈酸性)保证维生素 B_6 的供应,有利于神经递质的合成。酸性食物有:花生、核桃、猪肉、牛肉、鸡、鸭、鹅、鱼、虾、蛋类等。

(2)宜控制饮水,饮食宜淡:刺激间脑可引起癫痫发作,因间脑是人体水液的调节中枢,大量的液体进入体内,会加重间脑的负担,导致癫痫发作。癫痫患者饮食宜淡(少吃盐)。这是因为,有一种学说认为癫痫是神经元的过度放电而引起的,人体如果在短时间内摄入过量的食盐,钠离子可导致神经元过度放电,从而诱发癫痫发作。

(3)宜补充微量元素锰:癫痫与血中缺乏微量元素锰有密切联系,应适当补充微量元素锰。含锰较多的食物有黄豆、小麦、扁豆等。

九、外科常见病处方

疮痈

疮痈,即痈疽恶疮,是溃疡的一种,是指由金黄色葡萄球菌侵害多个毛囊和皮脂腺而发生的感染,或由多个疖融合而成。常发于头颈后面及背部,糖尿病患者较易发病。其症状主要是初起皮肤红肿明显,质软无头,疼痛剧烈。快速扩散成按之较硬,呈紫红色隆起的疙瘩,界限不清。此时,轻者无全身症状;重者可有发热恶寒,头痛、恶心等,尔后中央逐渐见脓变软,可能全身发热持续不退。破溃后流出黄色质稠脓液,痈溃烂成蜂窝状。治疗的关键是应用有效的抗生素和处理感染灶。

1. 西药处方

复方磺胺甲基噁唑片(SMZco,复方新诺明),口服,0.96 克,每日 2 次;或青霉素,每次 80 万单位肌内注射,每日 2 次,5 日为 1 个疗程(皮试)。

本处方适合于疮痈。全身性感染症状明显者,可用青霉素 240 万单位加入生理盐水 100 毫升中,静脉滴注,每日 2 次(皮试),用到体温恢复正常后 3 日。应重视局部感染灶的及时处理,初期红肿阶段,可用金黄膏或 50％硫酸镁外敷。如红肿范围大,已成脓,或全身症状严重,应做手术切开引流,但唇痈不宜采用。如有糖尿病,应根据病情同时给予胰岛素及控制饮食等治疗。

2. 中药处方

（1）中成药处方

处方1：梅花点舌丸，每次3粒，每日2次，先饮温开水一口，将药放在舌上，以口麻为度，再用温开水或温黄酒送下。外用时，以醋化开，敷于患处。

方中牛黄、熊胆、珍珠、朱砂、硼砂、蟾酥、雄黄、冰片清热解毒；麝香、乳香、没药、血竭活血消肿止痛；乳香、没药、血竭并用能生肌；葶苈子泻肺清热；沉香降逆下气。全方合用，收清热解毒，消肿止痛之效。用于疗疮痈肿初起，咽喉、牙龈肿痛，口舌生疮。孕妇忌服。

处方2：醒消丸，口服，每次3~9克，每日1~2次。

本处方具有解毒活血，消肿止痛的功效。用于痈疽肿毒，坚硬疼痛。疮肿已溃者及孕妇均忌用。运动员慎用。

处方3：紫花地丁软膏，外用，涂患处，每日换药1~2次。如用药数日红肿未见消退，应换用他药。

本处方具有清热解毒，凉血消肿的功效。用于一切疖肿，乳腺炎。

处方4：拔毒膏，外用，将膏药稍加温令软化黏匀后贴患处，可1~2日换药1次。

本处方具有清热解毒，活血消肿的功效。多用于治疗疖疔痈发、有头疽之初期或化脓期等病。贴药后应注意观察局部变化，一旦发现疖肿破溃，当换他药，发现周围皮肤起红色丘疹作痒糜烂，应立即停药（本品含轻粉、红粉，为含汞的药）。对汞有过敏反应者禁用。疮口有脓或分泌物较多者均不宜贴用。膏药加温软化后，应待稍凉再贴，以免烫伤。

（2）中药方剂

处方1：大黄蜂蜡药膏。大黄10克，川芎10克，白芷6克，冰片0.5克，蜂蜡适量。将大黄、川芎、白芷浸泡在香油中，浸透后在火上炸至大黄、川芎变成黑色，冷却后用纱布过滤去渣留油，将蜂蜡加入药油中,外加热熔化,待油温降至 60℃～70℃时加入冰片搅匀,放冷即成。取适量药膏摊于纱布上,外敷疮疡处,2～3 日换药 1 次。

本处方功效是清热解毒,化瘀止痛。用于治疗疮疡。

处方2:银芷消疮汤。金银花 30 克,白芷 9 克,当归 12 克,丹参 12 克,甘草 6 克。水煎服,病轻每日 1 剂,病重每日 2 剂。

本处方功效是清热解毒,活血消肿。用于治疗疮痈。

3. 康复处方

(1)黄芪托脓茶:取炙黄芪 30 克,当归 10 克,忍冬藤 20 克,生甘草 4 克。将上药研为粗末,置热水瓶中,冲入沸水闷泡 20 分钟,代茶频饮,每日 1 剂。此方具有补气益血,扶正排脓的功效。适用于治疗疮痈出脓稀薄,久久不能收口。

(2)外敷方:大黄、黄药子等量,共研细末,加适量米醋调匀,敷患部,每日换 2～3 次,直至痈肿消失。

血栓闭塞性脉管炎

血栓闭塞性脉管炎是一种慢性进行性的周围血管疾病,主要累及四肢中、小动脉和静脉,以下肢血管为主。病因不明,可能与神经内分泌功能紊乱及免疫功能异常有关。寒冷、潮湿、吸烟、外伤等外因刺激,可以促进发病。其特点是四肢远端小血管血栓形成,管腔闭塞,最后导致肢体坏死、脱落。

本病多见于男性青壮年,女性少见,好发于下肢。患肢呈现一时性或持续性苍白、发绀,有灼热及刺痛,病肢下垂时皮色变红,上举时变白,继之足趾麻木,小腿肌肉疼痛,行走时激发,休息时消失;小腿部常发生浅表性静脉炎和水肿。检查时发现足背动脉搏动减弱或消失。随着病情发展可出现间歇性跛行及雷诺现象、夜间疼痛加剧,足趾疼痛剧烈,皮肤发绀,进而趾端溃疡或坏疽而发黑,逐渐向近心端蔓延。

1. 西药处方

处方1:

2.5％硫酸镁溶液100毫升,静脉滴注,每日1次,15日为1个疗程。

低分子右旋糖酐500毫升,静脉滴注,每日1次,15日为1个疗程。

本处方适合于血栓闭塞性脉管炎。溃疡坏疽继发感染时不宜使用低分子右旋糖酐,以免引起炎症扩散。高压氧可作为辅助治疗,必要时手术治疗。对于干性坏疽的部位,用酒精消毒后以无菌纱布保护,保持干燥,以免转变为湿性坏疽而发生严重感染。

处方2:5％葡萄糖注射液500毫升＋前列腺素 E_1 100微克,静脉滴注,每日1次,7日为1个疗程。

本处方适合于血栓闭塞性脉管炎。前列腺素 E_1 的滴速以20滴/分钟为宜。疼痛的处理,主要用中西医结合办法改善肢体缺血,减轻疼痛。绝对戒烟,消除烟碱对血管的收缩作用。患肢保暖,避免受寒受潮,但不能热敷和理疗,以免加重组织缺氧。

2. 中药处方

(1)中成药处方

处方1:通塞脉片,口服,每次5～6片,每日3次。

本处方具有活血通络,益气养阴的功效。用于血栓性脉管炎的毒热证。血栓脉管炎属于阴寒证者慎用。糖尿病患者应用时应注意监测血糖的变化情况。脂肪肝病人应注意监测 ALT 情况。

处方2:脉络宁注射液,每次10～20毫升,加入5％葡萄糖注射液或生理盐水250～500毫升中,静脉滴注,每日1次,10～14天为1个疗程。重症患者可连续使用2～3个疗程。

本处方具有清热养阴,活血化瘀的功效。用于血栓闭塞性脉管炎、动脉硬化性闭塞症、脑血栓形成及后遗症、静脉血栓形成等病。孕妇、有过敏史或过敏体质者禁用。

(2)中药方剂

处方 1:舒脉宁。黄芪 15 克,党参 15 克,丹参 15 克,红花 10 克,石斛 10 克,延胡索 10 克,制附子 6 克,肉桂 3 克,金银花 12 克,连翘 12 克,制乳香 10 克,制没药 10 克。每日 1 剂,水煎 2 次,早晚分服。30 日为 1 个疗程。

本处方功效是益气温阳,活血止痛。用于治疗血栓闭塞性脉管炎。本方药物补泻并用,寒热共存,在使用时应根据病情作药物和剂量的加减。如本病缺血期和营养障碍期应重在益气温通,坏死期重用清热解毒药物,这样有利于提高疗效。

处方 2:四妙勇安汤。玄参 90 克,金银花 90 克,当归 60 克,炙甘草 30 克。每日 1 剂,水煎,连服 10 剂。

本处方功效是养阴清热,活血通脉。用于治疗血栓闭塞性脉管炎。

3. 康复处方

按不同病情和病症选用不同方药煎汤进行熏洗。

(1)坏疽未形成前或创面愈合后遗留有关节强直、肢体肿胀、运动受限者,可用活血化瘀通络之剂,如羌活、川芎、当归、红花、艾叶、木瓜、食盐、大葱等各适量,煎水 3 000 毫升,日洗 1～3 次,每次 30 分钟。用前药应煎沸 5～10 分钟。若病灶未溃破但局部冰冷,宜用棉花蘸红灵酒揉拭患部的皮肤,每日 2～3 次,每次 20 分钟,可有活血通络止痛的作用;若局部红肿,宜用金花膏或消炎膏或芙蓉叶、茶叶、菊花各适量,捣烂,后敷之。

(2)坏疽未成或创面愈合后肢体发凉、怕冷、麻木者,可用温阳通络散寒药物,如羌活、秦艽、艾叶、生川乌、木瓜、红花等各适量,水煎 3 000 毫升,熏洗方法同上。

(3)坏疽已成,但局限坏死组织未清,脓性分泌物较多,可用清热解毒中药,如金银花、大黄、黄柏、蒲公英等各适量,如上法水煎熏洗;或用蜀羊泉、马齿苋各适量,同上法外用;也可用玉红膏纱布,以祛腐生肌。

颈 椎 病

颈椎病是指颈椎间盘退行性变,以及继发性椎间关节退行性变致脊髓、神经、血管损害而表现的相应症状和体征。

颈椎病是中老年人的常见病、多发病,然而近年来由于互联网、游戏机的使用,长期伏案工作,中青年人发病也有增多的趋势,甚至青少年亦有发病。虽然大多数患者症状轻微,或者经过非手术治疗后症状改善或消失,但仍有为数众多的重症患者需要综合治疗及手术治疗,因此颈椎病正越来越被人们所重视。

颈椎病的主要症状是颈肩痛,放射至头枕部和上肢,少数患者有眩晕、猝倒,或一侧面部发热、出汗异常,病情严重者双下肢活动受影响,甚至截瘫。一般而言,患者可出现颈部发僵、发硬、疼痛、颈部活动受限、肩背部沉重、肌肉变硬、上肢无力、手指麻木、肢体皮肤感觉减退、用手握物时常不自觉地落下等表现;有些患者出现下肢僵凝,似乎不听指挥,或下肢绵软,犹如在棉花上行走;另一些患者甚至可以有头痛、头晕、视力减迟、耳鸣、恶心等异常感觉;更有少数患者出现大小便失控、性功能障碍,甚至四肢瘫痪。以上症状不会在每一个颈椎病患者身上全部表现出来,常常是仅仅出现其中的部分症状,而且大部分颈椎病患者的症状比较轻微,病程也比较长,所以完全没有必要整日忧心忡忡而影响病情的康复。

1. 西药处方

处方1:双氯芬酸钠(扶他林),口服,每日100～150毫克,分2～3次服用。

本处方适合于颈椎病。每日 100～150 毫克,分 2～3 次服用,饭前服,轻患者每日 75～100 毫克,儿童每日 0.5～2 毫克/千克,分 2～3 服。胃肠功能紊乱、胃肠道溃疡、溃疡性结肠炎、克罗恩病及肝功能不全者、凝血障碍者、中枢神经系统障碍者慎用。本品含双氯芬酸钠,为非甾体类化合物,主要机制是抑制前列腺素的合成(前列腺素为致炎症、疼痛、发热的主要原因),具有明显的抗风湿、消炎、镇痛、解热作用,药物进入小肠后,可迅速被吸收,服用 0.5 克后,2 小时即达到平均峰值血药浓度,本药可进入滑膜,当血浆浓度达峰值后 2～4 小时测得滑液中浓度最高,药物在滑液中消除半衰期为 2～6 小时,意味着用药后 4～6 小时滑液中活动物质的浓度就已经高于血液中的浓度,并能持续 12 小时。给药剂量的 60% 以代谢物的形式经肾排出,原形药物的排泄不足 1%,其余部分以代谢物的形成通过胆道排泄到肠道,从粪便中清除。

处方 2:吲哚美辛(消炎痛)栓,每次 1 粒,直肠给药,24 小时内不超过 4 粒。

本处方适合于颈椎病、肩周炎、肌肉痛、关节痛等。直肠给药,每次 1 粒,若持续高热或疼痛,或间隔 4～6 小时用药 1 次,24 小时内不超过 4 粒。对解热镇痛药过敏者禁用,皮肤损伤或感染性伤口禁用,肝肾功能不全者慎用。口服吲哚美辛由于对胃肠刺激等不良反应,使许多患者不能持续服用,从而影响了镇痛效果,吲哚美辛栓通过直肠给药,可有效地避免对胃肠的不良反应。吲哚美辛栓为前列腺素合成抑制药,具有抗炎、镇痛作用,外用时其有效成分可穿透黏膜、皮肤到达炎症区域,缓解急、慢性炎症反应,对外伤、风湿病引起的炎症,可使肿胀减轻,疼痛缓解。

2. 中药处方

(1)中成药处方

处方 1:颈椎宁胶囊。口服,第 1～3 日每次 1 粒,每日 3 次,以后每次 2 粒,每日 3 次,均在饭后服。

本处方功效是祛风通络止痛。适合于颈椎病。

处方 2:颈复康颗粒。口服,每次 1～2 袋,每日 2 次。

本处方适合于颈椎病引起的脑供血不足,头晕,颈项僵硬,肩背酸痛,手臂麻木等症。沸水冲服,每次 1～2 袋。每日 2 次,饭后服用。少量黄酒为引,效果更佳。15 日为 1 个疗程,总疗程为 1 个月。孕妇忌服,经期停用;消化性溃疡或肾性高血压等患者慎用或遵医嘱。

(2)中药方剂

处方 1:葛根颈椎汤。煨葛根 30～60 克,山茱萸 10 克,炙附子 10 克,杜仲 10 克,细辛 10 克,土鳖虫 10 克,桂枝 15 克,当归 15 克,羌活 15 克,独活 15 克,鸡血藤 30 克,川牛膝 30 克,赤芍 30 克,甘草 5 克。水煎,每日 1 剂,分 2～3 次温热。药渣再加食醋 100 毫升,加热用布包好,放在颈部热敷,每日数次。15 日为 1 个疗程,一般 1～3 个疗程。

本处方功效是散风祛湿,活血通络。用于治疗颈椎病。

处方 2:颈痿汤。炙黄芪 30 克,鸡血藤 30 克,鹿角片 12 克,当归 12 克,骨碎补 12 克,牛膝 12 克,鹿衔草 12 克,木瓜 12 克,龟甲 15 克,生地黄 15 克,熟地黄 15 克,淫羊藿 15 克,枸杞子 15 克。水煎,每日 1 剂,日服 2 次。

本处方功效是活血通络,补益肝肾。用于治疗脊髓型颈椎病。

处方 3:葛根汤。葛根 20～40 克,桂枝 20 克,白芍 30 克,麻黄 6 克,炙甘草 10 克,生姜 12 克,大枣 7 枚。每日 1 剂,水煎服。

本处方功效是解肌通脉,缓急止痛。用于治疗颈椎病。本方重用葛根、白芍、桂枝,意在解肌通脉,缓急止痛,而不是解表发汗。故方中药虽同,但剂量与原方不同,功能自然有所不同。

3. 康复处方

(1)枸杞子猪骨汤:枸杞子 50 克,猪骨(最好用猪尾骨)300 克,植物油、食盐、味精各适量。将猪骨切碎,与枸杞子同入锅中,加清水 1200 毫升,大火煮沸,再改以小火煨煮 60 分钟,加植物油、精盐,汤稠后调入味精即成。佐餐食用。补肾益精,强筋健骨。适用于颈椎骨质增生、骨质疏松、颈肌韧带钙化症属气血虚弱,肝肾不足者。现代医学研究认为,枸杞子有补肾益精,抗衰老,抗肿瘤作用。猪骨含有大量的钙磷元素,可直接补充人体骨质正常需要的钙磷元素,防止骨质退化性病变。

(2)菊花葛根粥:菊花 15 克,葛根 50 克,大米 100 克,冰糖适量。菊花放入锅中加水适量,煎后取汁弃渣。葛根洗净,切成碎粒,粳米洗净,与葛根一起放入锅中加水适量煮粥,加白糖适量。早晚 2 次分食。升清降浊,通络止痛。可辅助治疗神经根型颈椎病,对头痛项强,视物不清者尤为适宜。

(3)敷贴疗法:防风、透骨草、当归、川芎、铁屑、米醋。将药粉和铁屑倒入碗内,混匀,每 250 克加米醋 15 克,立即拌匀,装入布袋,用棉垫盖严,发热后敷于患处,药凉后取下,再用时仍可拌醋 15 克,如前法,反复数次,直到不产热为止。每日 1～2 次,也有袋装去塑料纸后即自动发热(以即坎离砂),敷于患处,维持约 24 小时,不热可再换药。祛风散寒,温经通络。适用于活血止痛。颈椎病、肩周炎、寒性腿痛、关节痛等。操作人员应戴口罩,以防吸入粉尘。注意保护眼睛,以免粉尘误伤眼球。掌握好坎离砂的温度,以免烫伤。

(4)药浴疗法:生姜 50～100 克,切成薄片,放入 500～1 000 毫升热水中,浸泡片刻,待姜汁泡出后,以洁净的纱布蘸取药汁,在头颈和肩背等疼痛部位进行反复擦洗,也可直接用浸泡的姜片在患处擦洗。因生姜有辛辣刺激的作用,擦洗后,能改善患处的血液循环,促进气血流通,对颈椎病引起的头痛,颈项部疼痛,上肢疼痛、麻木和活动不便,均有治疗作用。

肩关节周围炎

肩关节周围炎(肩周炎、漏肩风),是肩关节周围软组织的一种退行性炎性疾病。本病早期以肩部疼痛为主,夜间加重,并伴有怕凉、僵硬感觉。后期病变组织有粘连,肩关节运动功能障碍。其病变特点是广泛,即疼痛广泛、功能受限广泛、压痛广泛。发病年龄大多40岁以上,女性发病率略高于男性,且多见于体力劳动者。由于50岁左右的人易患此病,所以本病又称为"五十肩"。

中医学认为,本病多由营卫虚弱,局部又感受风寒,或过度劳累、慢性劳损,或闪挫、扭伤,使筋脉受损,气血阻滞,脉络不通所致。患者如经常刮拭肩部周围的穴位,可起到缓解疼痛的作用。

1. 西药处方

处方1:对乙酰氨基酚(扑热息痛),口服,每次0.5克,每日3次。

肩关节周围炎的药物治疗目的主要是镇痛缓解症状,然后配合功能锻炼,使之恢复其功能。用药基本方案是用一种消炎镇痛药,必要时再加用糖皮质激素。除了对乙酰氨基酚之外,其他常用消炎镇痛药如双氯芬酸、布洛芬等均可。

消炎镇痛药共同的不良反应是消化道反应,严重者可引起胃出血和溃疡,有溃疡病者禁用对乙酰氨基酚。

此外,还可做封闭治疗。即用醋酸氢化可的松或醋酸泼尼松龙12.5~25毫克加2‰普鲁卡因0.5~1毫升,局部痛点封闭,每1~2周1次,连续应用不宜超过4次。

局部可贴敷伤湿止痛膏、天和止痛膏、舒筋活血膏等。

处方2:

吡罗昔康,口服,每次20毫克,每日1次。

多塞平,口服,每次 25 毫克,每日 1 次。

本处方适合于处方 1 治疗效果不满意的患者。

2. 中药处方

(1)中成药处方

处方 1:伸筋丹胶囊。每次 5 粒(0.75 克),每日 2 次,饭后口服。

本处方由乳香、没药、马钱子、红花、地龙、骨碎补、防己、五加皮组成。功能是活血化瘀,舒筋活络。适合于肩周炎、血瘀型颈椎病、跌打损伤、筋骨折伤。

处方 2:天麻头痛片。每次 3~5 片(3~5 克),每日 3 次,温开水送服。

本处方由天麻、白芷、川芎、荆芥、当归、乳香组成。功能是养血祛风、散寒止痛。适合于肩周炎、颈椎病、头痛等。

(2)中药方剂

处方 1:肩痹汤。鲜桑枝 90 克,鲜槐枝 60 克,鲜柏枝 60 克,鲜柳枝 30 克,鲜松枝 30 克,鲜艾叶 30 克,桂枝 15 克,白酒(后下)15 克。上药水煎,局部熏洗。每日 2 次,每次 20~30 分钟,每日 1 剂。每次热敷后,令患者自行做回环法、拉绳法、引体向上、爬墙运功等操练 20~30 分钟。

本处方功效是祛风胜湿,通经活络。用于治疗肩周炎。

处方 2:蠲痹汤。羌活 25 克,防风 20 克,当归 20 克,姜黄 15 克,炙黄芪 30 克,赤芍 15 克,甘草 5 克,生姜 3 克。每日 1 剂,水煎服。

本处方功效是祛风胜湿,益气活血。用于治疗肩关节周围炎。

3. 康复处方

(1)桑枝汤:鲜桑枝 250 克,将鲜桑枝煎 2 碗开水。用毛巾浸热水熏患处。

(2)外敷疗法:取生姜 500 克,大葱根 50 克,花椒 250 克,小茴香 100 克,白酒 150 毫升。先把生姜和葱根切碎,捣如泥浆,小茴香和花椒捣成面,然后将 4 味混在一起搅匀,置于铁锅中用文火炒热,加白酒搅和,再装入纱布袋中,敷于患处。温度以能耐受为度,上盖毛巾,再盖上棉被,使之发汗。第二日药袋用锅炒热继续用,不必换药,此药袋可加酒。每晚 1 次,坚持治疗,疗效显著。

(3)拔罐疗法:肩周炎用一般西药治疗只是治标,往往疗效欠佳,而中医传统疗法在本病治疗中有独到之处,如采用拔火罐的方法。在肩关节周围尤其是压痛点明显处拔火罐,此疗法的要点是掌握好拔火罐的时间,一般在 20 分钟左右,病情越长拔火罐时间也越长,但不宜超过 30 分钟。一般以拔罐处起水疱为度。

十、妇产科常见病处方

功能失调性子宫出血

功能失调性子宫出血,简称功血,是妇科的常见病之一。它是由于调节生殖系统的神经-内分泌功能失常引起的子宫异常出血,而全身及内外生殖器官无器质性病变存在。它可发生在月经初潮至绝经间的任何年龄。功能失调性子宫出血治疗的原则是首先止血,然后调整月经周期,纠正贫血和防治感染。青春期女性止血后应使卵巢恢复排卵功能,更年期者则应调整周期,减少出血。

1. 西药处方

处方 1:炔诺酮,口服,每次 5 毫克,每日 3 次。

炔诺酮(妇康片)是孕激素类药物,可抑制雌激素促使子宫内膜有丝分裂、抑制子宫内膜生长。足量的孕激素可使子宫内膜出现分泌期变化,且子宫内膜间质呈蜕膜样变化,停药后有类似月经的内膜脱落。这种止血效果发生在撤退性出血之后,适用于患者体内有一定的雌激素水平。同类药物有黄体酮、甲羟孕酮(安宫黄体酮)、己酸孕酮等。

炔诺酮止血效果好,但用药期间对肝功能影响较大。流血一般在 3 日内停止。随后减量,每 3 日减少 1/3 药量,直至维持在每日 2.5～5 毫克,到血止后 10 日左右停药,必要时可加用少量雌激素。

处方 2:

安宫黄体酮,口服,每次 10 毫克,每日 3 次。

三合激素,每次 1 支,肌内注射,每日 1 次。

本处方选用安宫黄体酮加三合激素,止血效果更强。适宜于出血量大的患者。

对于出血量小的患者,可采用调节周期法。一般采用性激素引起内膜的周期性变化和按时撤退出血,特别是用雌、孕激素序贯疗法可使内膜有类似正常月经周期的变化。常用的方案如下。

(1)雌、孕激素序贯疗法:适用于青春期或生育年龄卵巢功能低落、子宫偏小者。口服己烯雌酚每日 1 毫克或炔雌醇每日 0.05 毫克,共 20~22 日,在最后 10 日加服安宫黄体酮每日 8~10 毫克,或在最后 5 日加黄体酮每日 10 毫克,肌内注射。

(2)雌、孕激素合并疗法:适用于生育年龄,雌激素水平偏高,子宫内膜较厚及子宫较饱满者。复方炔诺酮片(Ⅰ号避孕片)或复方甲地孕酮片(Ⅱ号避孕片),全量或半量,每晚 1 片,共 22。在治疗过程中,应注意严格按周期用药,不能随意停药,以免治疗失败。另外,需要观察肝功能变化。

2. 中药处方

(1)中成药处方

处方 1:震灵丸,口服,每次 9 克,每日 2~3 次,空腹温开水送服。

本处方具有固涩冲任,止血定痛的功效。用于崩漏,吐血,咯血,便血,尿血。

处方 2:崩漏丸,口服,每次 6 克,每日 2 次,温开水送服。

本处方具有扶正固本,固崩塞漏的功效。适用于崩漏,以及功能性子宫出血、女性生殖器炎症、肿瘤等所引起的阴道出血。

(2)中药方剂

处方 1:茅红汤。茅膏菜全草 12.5 克,红花 4.5 克。2 味药加水 300 毫升,煎 20 分钟取汁,加入红糖 30 克,在月经来潮的第二日上午(经量增多时)服下,服药后视患者酒量大小,饮适量白酒,卧床休息 1 小时左右。其药渣加水 200 毫升煎汁,如法下午再服 1 次。每日 1 剂,连服 3 剂。

本处方功效是调经止血。用于治疗有排卵性功能性子宫出血。方中茅膏菜又名捕虫草(福建)、夏无踪(湖南)、黄金丝(江苏)、苍蝇草(云南),为茅膏菜科植物茅膏菜的全草,有活血止痛,祛风除湿的功效。本处方对皮肤、黏膜有一定的刺激性,故宜饭后服用。

处方 2:七物调经止血汤。熟地黄 15 克,杭白芍 10 克,当归 10 克,黄芪 30 克,贯众炭 30 克,益母草 15 克,三七(研末另冲)10 克。每日 1 剂,水煎服。每次月经来潮 3 日开始服用,连服 3～6 日,视出血程度而定。

本处方功效是益气养血,化瘀止血。用于治疗功能失调性子宫出血。

3. 康复处方

(1)穴位贴敷疗法:用红蓖麻仁 15 克,捣烂如泥,敷贴百会穴。血止后洗去。

(2)食疗方:多吃含有铁质的蛋类、猪肝、菠菜,具有补血作用的黑木耳、红枣,以及含维生素丰富的水果、蔬菜。属血热型功血者,日常饮食应多食一些清热凉血止血食物,如莲藕、生地黄、芦笋及水果,尽量避免姜、酒、辣椒等辛躁动血食物。病久不愈的气血亏虚之证,如头晕眼花、面色苍白、四肢倦怠等,宜多食一些血肉有情之品,如鱼、肉、鸡、鸭等,或与参、芪并用。本病初愈之时,多因失血伤精,肾元大亏,应配食当归生姜羊肉汤、乌鸡阿胶汤、黄芪枸杞子鸡等以充其血,补先天,养后天以固根本。

痛 经

痛经是指妇女月经来潮及行经前后出现小腹胀痛和下腹剧痛

等症状,有原发性和继发性之分。原发性痛经指生殖器官无明显器质性病变的月经疼痛,又称功能性痛经,常发生在月经初潮或初潮后不久,多见于未婚或未孕妇女,多数经生育后痛经缓解或消失;继发性痛经指生殖器官有器质性病变如子宫内膜异位症、盆腔炎和子宫黏膜下肌瘤等引起的月经疼痛。患者可在腰部、腹部及臀部进行大范围的刮拭,能有效缓解痛经症状和预防痛经,而且可以令人的气色变得越来越好。但是,对于由子宫内膜异位症、盆腔炎和子宫黏膜下肌瘤等引起的月经疼痛,要在刮痧治疗的同时积极治疗引起痛经的器质性病变。

中医学认为,本病的形成与先天禀赋不足、冲任未充,或肝肾不足、精血亏少,或胃寒饮冷、经血凝涩,或情志不调、肝郁气滞,或经血瘀阻等因素有关,故可用益气养血,补益肝肾,温宫散寒,疏肝理气,活血化瘀等法治疗。

1. 西药处方

处方 1:硝苯地平,口服,每次 10 毫克,每日 3 次。

痛经发病机制多为子宫平滑肌痉挛导致组织缺血而引起。硝苯地平具有抑制全身各个器官平滑肌的兴奋性,减轻平滑肌收缩的作用,对子宫平滑肌有抑制作用并可延长妊娠期。但因本品有扩张血管作用,故低血压者慎用。

本处方于每次月经前 3～5 日或月经来潮出现前驱症状时开始服用效果更好。每次 10 毫克,每日 3 次,连服 7～10 日,3 个月为 1个疗程。

处方 2:吲哚美辛,口服,每次 25 毫克,每日 3 次。

吲哚美辛(消炎痛)是前列腺素合成酶抑制药。基于痛经与前列腺素过多密切相关,前列腺素合成酶抑制药能减少前列腺素的生成,从而可减轻或缓解痛经。本类药物品种很多,但用于治疗痛经的主要是吲哚美辛,该药对子宫内膜前列腺素合成酶有高度选择性,效果明显优于其他制剂。

本处方虽然对痛经有明显效果,但不良反应较多,尤其有溃疡病和哮喘患者忌用。若不能用吲哚美辛者,可以改用罗通定,每次60毫克,口服,每日3次。

处方3:黄体酮注射液,每次20毫克,肌内注射,每日1次。

本处方适合于严重痛经。严重痛经往往需要注射给药。用黄体酮治疗严重痛经,一般需要连续注射5日左右,如果在经前1周开始用药,效果更佳。

对呈规律性严重痛经者,可以采用孕、雌激素序贯疗法,即用炔雌醇每日0.05毫克,共20日,在最后10日加服安宫黄体酮,每日10毫克。尚可以用口服避孕药,连续应用3个月经周期。

2. 中药处方

(1)中成药处方

处方1:月月舒痛经宝颗粒,口服,每次1袋,每日2次。

本处方组成成分有红花、丹参、延胡索(醋制)、当归、肉桂、三棱、莪术、五灵脂、木香。白开水冲服,每次1袋,每日2次;于月经前1周开始,持续至月经来3日后停服,连续服用3个月经周期或遵医嘱。

本处方具有温经化瘀,理气止痛的功效。适用于寒凝气滞血瘀、妇女痛经、少腹冷痛、月经不调、经色暗淡。

处方2:痛经灵颗粒,口服,每次1~2袋,每日2次。

本处方适合于气滞血瘀所致痛经,具有活血化瘀,理气止痛的功效。开水冲服,于月经来潮前5日开始服药,隔日服,每次服用1~2袋,每日2次。经期开始后连服两日。2~3个经期为1个疗程。服本药同时不宜服用人参及其制剂。

(2)中药方剂

处方1:三味痛经膏。五灵脂250克,郁金250克,冰片1克。上药共研细末,装瓶备用,于月经来潮前3~5日,选关元、中极穴,每穴取15克药末,以白酒调成糊状,摊于纱布上,敷贴于穴位上。

月经来潮后 2～3 日如无腹痛,即可去掉药膏。

本处方功效是行气活血,化瘀止痛。用于治疗功能性痛经。

处方 2:加味桃红四物汤。桃仁 12 克,红花 10 克,生地黄 10 克,白芍 15 克,当归 10 克,川芎 10 克,五灵脂 10 克,生蒲黄(包煎) 12 克。自月经第五日开始连服 20 日,每日 1 剂,水煎分 2 次服,20 日为 1 个疗程。

本处方功效是养血活血,化瘀止痛。用于治疗瘀滞性痛经(膜样痛经)。本处方为桃红四物汤加失笑散组成。《苏沈良方》所载失笑散由五灵脂、蒲黄两药组成,化瘀止痛作用较强,在妇科痛经、产后腹痛中常被选用。

3. 康复处方

(1)热牛奶加蜂蜜茶:受痛经困扰的女性们不妨每晚临睡前喝一杯加一勺蜂蜜的热牛奶,这对痛经尤其是原发性痛经,可起到一定的缓解甚至短期消除痛经作用。

(2)老丝瓜汤:干丝瓜 1 条。将干丝瓜加水 1 碗煎服。每日 1 次,连服 3～4 天。

(3)当归酒:当归 20 克,红糖 20 克,米酒 30 毫升。先将当归水煎取汁,加入红糖、米酒调匀,分 2 次服。

阴 道 炎

阴道炎即阴道炎症。正常健康妇女阴道由于解剖组织的特点对病原体的侵入有自然防御功能。如阴道口的闭合,阴道前后壁紧贴,阴道上皮细胞在雌激素影响下的增生和表层细胞角化,阴道酸碱度保持平衡,使适应碱性的病原体的繁殖受到抑制,而颈管黏液呈碱性,当阴道的自然防御功能受到破坏时,病原体易于侵入,导致阴道炎症。临床上常见的有:

（1）细菌性阴道炎，是女性阴道炎的一种类型，是阴道内菌群失调所致的一种混合感染，多发生于身体衰弱及卫生条件较差的妇女。本病相当于中医学"带下病""淋病""阴痛"等范畴。

（2）滴虫性阴道炎，是由阴道毛滴虫引起的一种阴道炎。寄生人体的毛滴虫有阴道毛滴虫、人毛滴虫和口腔毛滴虫，分别寄生于泌尿生殖系统、肠道和口腔，与皮肤病有关的是阴道毛滴虫，引起滴虫性阴道炎。这是一种主要通过性交传播的寄生虫疾病，具有传染性。

（3）念珠菌性阴道炎：是一种常见的阴道炎，由白色念珠菌感染所致，又称真菌性阴道炎。发病率仅次于滴虫性阴道炎，近年来逐渐升高的趋势。念珠菌阴道炎在近年来发病率呈现上升趋势。大约有75%的妇女一生中至少有一次发病，40%～50%可重复感染，4%～5%的妇女可反复感染。

（4）老年性阴道炎：又名萎缩性阴道炎，是一种非特异性阴道炎。主要表现为绝经前后多种原因所致的阴道局部抵抗力低下、致病菌感染所致的阴道炎症，严重时可引起阴道狭窄甚至闭锁。常见于妇女绝经期前后、双侧卵巢切除术后，或放射性治疗后。

1. 西药处方

处方1：

甲硝唑，口服每次200毫克，每日3次（男女双方同服）。

甲硝唑泡腾片，每日200毫克，放入阴道，每晚1次。

醋酸铅20克，配成0.5%浴液冲洗阴道，每晚1次。

本处方适合于滴虫性阴道炎。滴虫性阴道炎可通过性交传染，治疗时男女双方均应用药，7日为1个疗程。它常于月经后复发，故治疗后虽然滴虫检查阴性时，仍应于下次月经后继续治疗两个疗程。每次月经后复查白带，3次滴虫检查均为阴性方称治愈。为了避免重复感染，内裤及洗涤用的毛巾应煮沸5～10分钟。服用甲硝唑后偶有胃肠道反应或白细胞减少。甲硝唑能通过胎盘进入胎儿体内,并可由乳汁排泄,可能有致畸作用,妊娠早期和哺乳期最好不用。

处方 2:伊曲康唑(斯皮仁诺),口服,每次 200 毫克,每日 2 次。

本处方适合于假丝酵母菌阴道炎。该处方为新一代的抗真菌制剂,杀菌能力强。10 日为 1 个疗程,比较方便。为达到最佳吸收,该药应在餐后立即服用。孕妇禁用。

处方 3:替硝唑,口服,每次 2.0 克,每日 1 次。

本处方适合于细菌性阴道炎。替硝唑与甲硝唑相比具有服药次数少、疗程短和应用方便的特点。对一般硝基咪唑类药物过敏者、孕妇和哺乳期妇女禁用。

处方 4:

醋酸铅,10 克,配成 0.5%溶液冲洗阴道,每晚 1 次。

甲硝唑,每日 200 毫克,放入阴道,每晚 1 次。

雌激素软膏,涂阴道,每晚 1 次。

本处方适合于老年性阴道炎。酸性液体冲洗阴道可增加阴道酸度,冲洗后局部用消炎药 7～10 日为 1 个疗程。如炎症较重者局部可加用雌激素治疗。乳腺癌、子宫内膜癌患者禁用雌激素制剂。

2. 中药处方

(1)中成药处方

处方 1:白带丸,口服,每次 6 克,每日 2 次。

方中椿皮苦凉,清热燥湿,固精止带为主药。辅以黄柏清热燥湿,泻火益阴。佐以香附理气疏肝调经止痛;白芍、当归养血柔肝,当归尚能活血化瘀;三药合用,肝血得养,肝气条达,有助于下焦湿热之消除。诸药合用,共奏清热燥湿,化血瘀,止带之功。用于湿热下注所致的带下病,症见带下量多、色黄、有味。

处方 2:调经白带丸,口服,每次 9～15 克,每日 2 次。

本处方具有调经补血,滋肾养阴的功效。用于月经不调,白带多,腰膝酸痛等。

(2)中药方剂

处方1:苦参蛇床子方。苦参50克,蛇床子50克。上药研细粉过筛,混匀备用。另将上药按上述剂量煎制成250毫升的阴道冲洗液,冷却后加10毫升食醋,混匀备用。用法为:每日上午用苦参蛇床子冲洗液浸泡大棉球后做阴道彻底冲洗,然后将2克粉剂均匀撒入阴道壁,每日1次,7日为1个疗程。

本处方功效是清热利湿,解毒杀虫。用于治疗滴虫性阴道炎。

处方2:苦参四妙外洗方。苦参60克,蛇床子30克,黄柏30克,苍术15克,薏苡仁15克。水煎取汁,趁热洗涤外阴及阴道,每日1剂,分2~3次洗,7日为1个疗程,连用3个疗程。

本处方功效是清热利湿,解毒杀虫,止痒。用于治疗湿热下注所致阴痒、妇女带下、真菌性、滴虫性或非特异性阴道炎。本方即为中成药洁尔阴洗液(泡腾片)的配方。

3. 康复处方

(1)马齿苋茶:鲜马齿苋50克,蜂蜜25克。将鲜马齿苋洗净,冷开水再浸洗1次,切小段,搅拌机搅烂,榨取鲜汁,加入蜂蜜调匀,隔水炖熟即成。分2次饮用。清热解毒,利湿止带。适用于细菌性阴道炎证属湿热或热毒内盛者。孕妇禁用。

(2)鸡冠花鸡蛋汤:鸡蛋2只,鸡冠花30克。将鸡冠花洗净,鸡蛋煮熟后去壳。把全部用料放至锅内,加清水适量,大火煮沸后,小火煲约1小时,调味,佐餐食用。去湿止带。适用于滴虫性阴道炎。

(3)扁豆粥:白扁豆(干者)20克,粳米50克,红糖适量。将白扁豆用温水浸泡1夜,加入淘洗干净的粳米,再加水500毫升,小火煮成稠粥,停火闷5~7分钟,调入红糖即成。每日2~3次温服。解毒止痒。适用于念珠菌性阴道炎。

(4)鹿茸炖乌骨鸡:乌鸡25克,鹿茸30克,山药30克。乌鸡去皮,切块,放滚水中煮5分钟,取出过冷,与鹿茸、山药同入炖盅。加沸水适量,盖好盅盖,隔滚水文火炖 2～3 小时,汤成趁热服。佐餐食用,每日 1 剂。温肾壮阳,收敛止带。适用于肾阳不足型老年性阴道炎,症见腰膝酸软,头晕耳鸣,畏寒肢冷,带下清稀、绵绵不断,小便频多。亦可用于阳气虚型更年期综合征。

(5)药浴疗法:苦参 30 克,生百部 30 克,蛇床子 30 克,地肤子 30 克,白鲜皮 30 克,紫槿皮 30 克,蒲公英 30 克,龙胆草 10 克,黄柏 10 克,花椒 10 克,苍术 10 克,枯矾 10 克,鲜桃树叶 60 克。诸药加清水 3 000 毫升,煎至 2 000～2500 毫升,将药液倒入盆内,趁热先熏后洗阴部,再坐浴,并用药液涂于阴道壁,或用带线棉球浸药后塞入阴道内,洗后睡前自塞,次日取出。每次熏洗 30 分钟。也可每日早晚各 1 次,10 日为 1 个疗程。

盆 腔 炎

盆腔炎是指病原体通过生殖道的血管、淋巴管或直接蔓延,从而引起女性盆腔生殖器官及其周围的结缔组织、盆腔腹膜发生的炎症。其炎症可局限于某一部位,也可几个部位同时发病。多因寒凝气滞或气滞血瘀所致,且多兼夹湿热为多。常由急性盆腔炎反复发作迁延转化而成,如湿热偏重或积瘀化热或夹肝热,又可引起急性或慢性急性发作。

常见临床症状有下腹部胀痛或隐痛,有明显压痛,腰骶部酸痛,劳累、情绪波动、月经前后加重。同时可伴有白带增多、月经失调、痛经、不孕等。

1. 西药处方

处方 1:

氨苄西林,每次 2 克,静脉滴注,每日 2 次。

甲硝唑,每次 1 克,静脉滴注,每日 2 次。

本处方适合于急性盆腔炎。用药的基本方案是一般抗菌药＋抗厌氧菌药。由于大多数盆腔炎患者是多种病菌同时感染,因此为提高疗效,常常采用联合用药。

氨苄西林为广谱青霉素类,尤其对革兰阴性杆菌作用强。剂量为每日2～6克,静脉滴注。治疗过程中应根据药物敏感试验结果与临床治疗反应,随时予以调整。在临床病情稳定或好转后改为口服用药。

一般抗菌药除青霉素类外,可用头孢类。本类药抗菌谱广,为高效杀菌药,而且对组织细胞的渗透性强。适合于急、慢性盆腔炎。常用的有:

(1)头孢噻吩(先锋霉素Ⅰ),每日2克,分4次肌内注射。

(2)头孢唑林(先锋霉素Ⅴ),每次0.5～1克,每日2～4次,静脉滴注。

(3)头孢拉定(先锋霉素Ⅵ),每日2～4克,分4次口服。

(4)头孢呋辛钠(西力欣),每次0.75～1.5克,每日3次,肌内注射或静脉滴注。

(5)头孢哌酮钠,每日4～8克,每日分2～4次静脉滴注。

(6)头孢他啶(复达欣),每日2～6克,分2～4次静脉滴注。

(7)头孢噻肟钠(凯福隆),每日2～6克,分2～4次静脉滴注。

甲硝唑为抗厌氧菌药物。厌氧菌感染在盆腔炎的发病中占重要地位。本类药物还有替硝唑等,是抗厌氧菌的基本药物,同时还可杀灭滴虫。

处方2:

克林霉素,口服,每次300毫克,每日3次。

甲硝唑,口服,每次200毫克,每日3次。

本处方适合于慢性盆腔炎。慢性盆腔炎的治疗包括抗菌药物、中药及物理疗法等。西药用药基本方案与急性盆腔炎基本相同,一般采用口服给药。

克林霉素对盆腔组织渗透性较强,除此之外,也可用新型大环内酯类、喹诺酮类等。为减轻药物不良反应,可将不同类型药物交替应用。

2. 中药处方

(1)中成药处方

处方 1:金妇康胶囊,口服,每次 4～6 粒,每日 2～3 次。

本处方适合于慢性盆腔炎、阴道炎的预防及治疗。本处方主要成分由丹参、当归、延胡索、党参、鱼腥草等 19 味中药组成。

(2)中药方剂

处方 1:大血藤汤。大血藤 30 克,败酱草 30 克,蒲公英 30 克,桃仁 15 克,赤芍 15 克。上药浓煎 2 次取汁 400 毫升,早晚分 2 次灌肠。每次灌肠后嘱患者卧床休息 1 小时,一般 7 日为 1 个疗程,治疗期间停用抗生素。

本处方功效是清热解毒,活血化瘀。用于治疗急性和慢性盆腔炎。

处方 2:康宁汤。紫花地丁 50 克,蒲公英 50 克,败酱草 30 克,白花蛇舌草 30 克,苦参 15 克。上药加水浓煎成 100 毫升后加防腐剂备用。每次取 50 毫升,加开水稀释到 100 毫升,药温在 38℃ 左右,保留灌肠时肛管需插入 15 厘米左右,速度宜慢。每日 1 次,10 日为 1 个疗程。

本处方功效是清热,解毒,利温。用于治疗盆腔炎。

处方 3:加味三黄汤。黄芩 15 克,黄柏 15 克,黄连 15 克,虎杖 30 克。上药水煎成 100 毫升药液,温度调至 38℃ 左右,保留灌肠。灌肠前令患者排空大小便,灌肠后令患者侧卧位 15 分钟。每日 1 次,10 日为 1 个疗程。行经期间暂停。

本处方功效是清热解毒。用于治疗慢性盆腔炎。

3. 康复处方

(1)**荔枝核蜜茶:**荔枝核 30 克,蜂蜜 20 克。荔枝核敲碎后放入砂锅,加水浸泡片刻,煎煮30分钟,去渣取汁,趁温热调入蜂蜜,拌和均匀即可。早晚2次分服。理气,利湿,止痛。适用于各类慢性盆腔炎。

(2)银花冬瓜仁蜜汤:冬瓜子仁20克,金银花20克,黄连2克,蜂蜜50克。先煎金银花,去渣取汁,用药汁煎冬瓜子仁15分钟后入黄连、蜂蜜即可。每日1剂,连服10日。适用于湿热型急性盆腔炎。

(3)蒲公英马齿苋粥:马齿苋15克,蒲公英15克,粳米100克,冰糖10克。将马齿苋、蒲公英加入适量冷水煮煎,去渣取汁后放入粳米煮粥熟,然后入冰糖煮沸。每日1剂,分2次服,连服7～10日为1个疗程。清热解毒祛湿。适用于湿热内虚型急性盆腔炎。

(4)大蒜泥外敷疗法:大蒜泥外敷下腹部,每日1次,直至皮肤起疱则停止。还可以用鲜蒲公英250克,捣烂如泥,外敷下腹部,每日1次。适用于湿热型急性盆腔炎。

(5)药浴疗法:蒲公英30克,土茯苓30克,蒲公英15克,鱼腥草15克,王不留行15克,苦参15克,三棱10克,莪术10克,泽兰10克,乳香6克,没药6克。将上述药材加水1 000毫升浓煎100毫升,药液温度在36℃～40℃,每日灌肠1次,10日为1个疗程,经期暂停。适用于湿热型急性盆腔炎。

乳腺增生症

乳腺增生症既不是炎症,也不是肿瘤,而是由内分泌失调引发的乳腺疾病,是困扰女性的常见病之一。突出症状是乳房胀痛和乳内肿块,触摸可感知大小、形状、数量不一的可移动肿块,常伴有头晕、烦躁、易怒、口苦、咽干等不适症状。这时可重点刮拭膻中穴、肝俞穴等,刮拭3次后,患者乳腺增生及头晕、烦躁等症都会得到明显的缓解。

1. 西药处方

处方 1：达那唑，口服，每次 100 毫克，每日 2 次。

本处方适合于纤维囊性乳腺病。应于月经来潮的第一日开始服药。每次 50～200 毫克，每日 2 次，如停药后一年内症状复发，可再给药。在治疗期间应密切注意心脏功能、肾脏功能、生殖器官出血及肝脏功能。

处方 2：溴隐亭，口服，每次 2.5 毫克，每日 1 次。

本处方适合于溢乳。开始每日 2.5 毫克，在 1 周内逐渐增至每日 2～3 次，每次 2.5 毫克。忌与降压药物、吩噻嗪类或 H_2 受体阻滞药合用。

2. 中药处方

(1)中成药处方

处方 1：乳核散结片，口服，每次 4 片，每日 3 次，连续服用 30～45 日为 1 个疗程。

本处方适合于乳腺囊性增生，乳腺纤维腺病。本处方具有疏肝解郁，软坚散结，调理冲任等功效。本处方组成成分有海藻、昆布、山慈菇、鹿衔草、柴胡、郁金、漏芦、淫羊藿、黄芪、当归。

处方 2：乳康片，每次 5～10 片，每日 2 次，饭后服。

本处方适合于乳腺增生症。本方具有疏肝解郁，软坚散结，消积化痰，活血破瘀，理气止痛，补气健胃。20 日为 1 个疗程，间隔 5～7 日继续第二个疗程，亦可连续服药。本处方组成成分有生牡蛎、夏枯草、生黄芪、丹参、没药、乳香、天冬、瓜蒌、鸡内金、白术、海藻、浙贝母、三棱、莪术。

(2)中药方剂

处方 1：鹿甲散。鹿角片 60 克，穿山甲 60 克，王不留行 100 克，三棱 100 克，莪术 100 克。上药混合研细末，过 80 目筛。每次 9 克，每日 3 次，饭后用温水送下，连服 3 个月。

本处方功效是补肾温阳,化瘀散结。用于治疗乳腺小叶增生。鹿角水提物可抑制已烯雌酚所致乳腺增生大鼠血中催乳素的升高。故在治疗乳腺增生中经常配伍他药使用。

处方2:乳腺增生汤。柴胡10克,当归12克,玄参12克,浙贝母12克,白术12克,茯苓15克,生牡蛎15克,鹿角霜15克,薄荷6克,甘草6克。每日1剂,水煎分2次服,30天为1个疗程。

本处方功效是疏肝解郁,软坚散结。用于治疗乳腺增生症。

3. 康复处方

(1)刮痧疗法:一般在能摸到病灶的部位痧较重,痧重的部位是瘀堵厉害的部位,多刮几次,无痧为止;刮时以病灶为中点向四周刮,手法以轻为主,面积可以向外扩展到整个上胸部。

(2)拔罐疗法:肿块较深、较硬时再采取拔罐,在病灶周围区域向外延伸拔,因皮肉较嫩以轻为主,肿块消散为止。

先兆流产

先兆流产指妊娠28周前,先出现少量的阴道出血、继而出现阵发性下腹痛或腰痛,盆腔检查宫口未开,胎膜完整,无妊娠物排出,子宫大小与孕周相符。如症状加重,可能发展为难免流产。大部分自然流产患者均有明显停经史。首先出现的症状往往是阴道出血,一般出血量少,常为暗红色,或为血性白带,但历时有时可达4~5日,甚至1周以上。在流血出现后数小时至数周,可伴有轻度下腹痛或腰背痛,在妊娠12周以后,患者有时可感到阵发性腹痛。

1. 西药处方

黄体酮,每次20毫克,每日1次,肌内注射。

维生素E,口服,每次100毫克,每日1次。

本处方适合于先兆流产。早期妊娠时,卵巢的妊娠黄体是分泌孕激素的主要场所。随着胎盘的逐渐形成,胎盘滋养细胞产生孕激素,至孕 8 周后就成为产生孕激素的主要场所。如果黄体功能不全往往影响孕卵的种植,易发生流产。先兆流产患者应卧床休息,严禁性生活,给予足够的营养支持。对于精神紧张者,为安定情绪,消除紧张,可配合使用镇静药。黄体酮是一种天然孕激素,既能补充黄体功能,又能抑制子宫收缩,减弱子宫对催产素的敏感性,使子宫活动减少而起保胎作用;对黄体功能不足引起流产的患者更为适宜。它需要用至阴道出血停止 1 周后方能停药。维生素 E 有类似黄体酮的作用,可配合使用。用药期间应动态观察血 HCG、孕酮变化,根据结果调整用药剂量、间隔时间及决定是否停药。在保胎治疗过程中,如腹痛加剧、阴道出血增多时,应及时送入医院治疗。

2. 中药处方

(1)中成药处方

处方 1:保胎灵,口服,每次 5 片,每日 3 次。

本处方具有补肾、固冲、安胎的功效。用于先兆流产,习惯性流产及因流产引起的不孕症。服用时应注意以下方面:

①有"胎漏,胎动不安"之先兆流产症状者,立即服用,用至症状消失后,再继续服用 1 个月。

②对"滑胎"(即习惯性流产)者,有预防堕胎和小产的作用,一经确证妊娠后,立即服用,用至既往流产时最长妊娠时间,再巩固 1 个月。

③对长期不孕或流产后不孕者,有促进妊娠的作用,应于月经干净 3 天开始服用,直至妊娠为止(经期停服)。

④对妊娠后身体虚弱、疲乏无力,易患感冒或胎萎不长者,有增强机体免疫力和促进胎儿发育的作用,宜长期服用,直至分娩。

⑤对晚育妇女妊娠后,有促进胎儿发育和预防流产的作用,宜长期服用,直至分娩。

处方 2:滋肾育胎丸,口服,每次 5 克,每日 3 次,淡盐水或蜂蜜水送服。

本处方具有补肾健脾,益气培元,养血安胎,强壮身体的功效。用于脾肾两虚,冲任不固所致的滑胎(防治习惯性流产和先兆性流产)。感冒发热者忌服。服药时忌食萝卜、薏苡仁、绿豆芽。如肝肾阴虚患者,服药后觉口干口苦者,改用蜂蜜水送服。

(2)中药方剂

处方1:安胎合剂。党参15克,白术10克,山药15克,制何首乌15克,炒杜仲10克,菟丝子12克,桑寄生15克,续断10克。每日1剂,水煎,分2次服。

本处方功效是益气固摄,补肾安胎。用于治疗先兆流产。妊娠期出现阴道出血、下腹坠胀或胀痛、腰部酸胀或酸痛即可诊断为先兆流产。中医称为胎漏和胎动不安。补肾益气,固摄安胎是总的治疗原则。具体应用时可以酌加止血药或清热安胎药。

处方2:寿胎丸加味。菟丝子10克,续断10克,阿胶(加冰糖烊化冲服)10克,党参10克,炒白术10克,山药10克,白芍10克,黄芩10克,桑寄生25克。每日1剂,水煎,分2次温服,连服10剂为1个疗程。

本处方功效是补肾益气,安胎固摄。用于治疗妇女肾虚滑胎,先兆流产。寿胎丸原方出自《医学衷中参西录》,由菟丝子、桑寄生、川续断、阿胶四药组成,重用菟丝子补肾。以本方加味治疗先兆流产常为临床所采用。本方的安胎作用主要体现在以下三个方面:抑制子宫平滑肌收缩活动,增强垂体-卵巢促黄体功能,具有雌激素样活性。研究表明,方中黄芩、菟丝子、续断的作用较明显。

3. 康复处方

(1)胶艾茶:阿胶15克,艾叶20克。将2药捣碎如茶状,沸水冲泡,代茶饮。每日1剂。

(2)干苎麻桂圆红枣粥:干苎麻根片50克,桂圆15粒,红枣50克。用清水浸泡10分钟后煎汤,汤成后加糯米1～2两,隔水蒸成药粥,1 日内分 1～2 次服,服至症状及体征消失后 1 周。

妊娠高血压综合征

妊娠高血压综合征(简称妊高征),是指妊娠 20 周后新发高血压[收缩压≥140 毫米汞柱和(或)舒张压≥90 毫米汞柱]和蛋白尿(＞0.3 克/24 小时),常伴水肿和高尿酸血症为特征的一组临床综合征。

妊娠高血压综合征临床可分为妊娠性高血压、慢性高血压、先兆子痫/子痫和慢性高血压合并先兆子痫 4 种类型。

妊娠高血压综合征的临床表现:①先兆子痫第Ⅰ期,即无症状期。特征是滋养体对母体螺旋动脉重塑异常,胎盘缺血,胎盘分泌和释放一系列因子进入母体血液循环,抑制肾小球内皮细胞生长和修复。②先兆子痫第Ⅱ期,即临床症状期。孕妇出现临床症状与体征,包括高血压、蛋白尿、水肿,高尿酸血症,也可以出现全身炎症反应综合征,最终靶器官功能损害。

1. 西药处方

处方 1:苯巴比妥,口服 30 毫克,每日 3 次;或地西泮,口服 2.5 毫克,每日 3 次。

本处方适合于轻度妊娠高血压综合征。轻度妊高征应注意休息,保证充分睡眠,左侧卧位;监测体重、血压、尿蛋白、水肿及胎儿情况,每周 1～2 次;一般不需药物治疗,对精神紧张、夜间睡眠欠佳者,可给予镇静药物。

处方 2:地西泮,口服每次 5 毫克,每日 3 次;或地西泮 10 毫克,肌内注射或静脉推注(重症患者)。

本处方适合于中、重度妊娠高血压综合征。地西泮具有镇静、抗惊厥、催眠和肌松弛作用,中度妊高征可口服给药,重症患者可肌内注射或静脉给药。胎儿肾脏排泄地西泮速度较慢,可在体内蓄积,使新生儿神经系统受到抑制,因此临产时地西泮剂量不宜过大。

处方3:5％葡萄糖注射液1000毫升＋低分子右旋糖酐500毫升。静脉滴注,每日1次,连用3日。

本处方适合于中、重度妊娠高血压综合征。妊高征患者血液浓缩,合理扩容可改善重要器官的血液灌注,改善病情。低分子右旋糖酐500毫升及5％葡萄糖注射液1000毫升为一个扩容单位,一般每日用一个扩容单位。扩容的指征为:①血细胞比容≥0.35。②尿相对密度＞1.020。③全血黏度比值≥3.6。④血浆黏度比值≥1.6。心血管负担过重、有肺水肿表现、全身水肿和肾功能不全者不能扩容。扩容剂还有白蛋白、血浆、全血等,可根据病情选用。扩容过程中应严密观察,防止肺水肿和心力衰竭发生。必要时可同时用呋塞米利尿,用法为20毫克静脉推注。

2. 中药处方

(1)中成药处方

处方1:天麻钩藤颗粒,开水冲服,每次1袋(5克),每日3次,或遵医嘱。

本处方具有平肝息风,清热安神的功效。用于肝风内动型妊娠高血压综合征,症见妊娠后期,常感头晕头痛,头胀眼花,颜面时有潮红,心悸而烦,口干咽燥。病发时猝然昏仆,不省人事,四肢抽搐,舌红苔薄黄,脉弦数。本处方主要由天麻、钩藤、石决明、栀子、黄芩、杜仲、牛膝、益母草、夜交藤等组成。

处方2:牛黄降压丸,口服,每次1丸,每日2～3次。

本处方具有清心凉肝,息风潜阳,平肝降压的功效。用于肝风内动型妊娠高血压综合征,症见妊娠后期,常感头晕头痛,头胀眼花,颜面时有潮红,心悸而烦,口干咽燥。病发时猝然昏仆,不省人事,四肢抽搐,舌红苔薄黄,脉弦数。本处方主要由牛黄、水牛角、天麻、郁金、冰片等组成。

处方 3：天麻眩晕宁合剂，口服，每次 10 毫升，每日 3 次。

本处方具有平肝息风，健脾化痰，利湿通络的功效。用于痰火上扰型妊娠高血压综合征，症见妊娠后期，常觉胸闷恶心，食欲缺乏，头目眩晕。病发时突然昏倒，不省人事，手足抽搐，气喘痰鸣，舌红，苔黄腻，脉滑数。本处方主要由天麻、钩藤、陈皮、半夏、茯苓、白术、泽泻、竹茹、白芍、川芎、生姜、炙甘草等组成。

处方 4：肾炎消肿片，口服，每次 5 片，每日 3 次。

本处方具有健脾行气利湿的功效。用于痰火上扰型妊娠高血压综合征，症见妊娠后期，常觉胸闷恶心，食欲缺乏，头目眩晕。病发时突然昏倒，不省人事，手足抽搐，气喘痰鸣，舌红，苔黄腻，脉滑数。本处方主要由苍术、陈皮、南五加、茯苓、姜皮、大腹皮、西瓜皮、泽泻、黄柏、益母草等组成。

(2)中药方剂

处方 1：复方当归散。当归 9 克，川芎 9 克，泽泻 9 克，白芍 20克，茯苓 12 克，白术 12 克。上述药物共研细末，装入胶囊，每粒合药粉 0.5 克，每次服 3 克，日服 2 次。

本处方功效是养血调肝，健脾利湿。用于治疗轻、中度妊娠高血压综合征。本方实际上就是《金匮要略》中的当归芍药散，所异者仅是部分药物剂量而已。妊娠高血压综合征的基本病理生理变化是全身小动脉痉挛而导致脑、肾、心、肝、子宫胎盘不同程度的病理生理改变，从而产生相应的临床表现。本方大剂量白芍配伍当归、川芎可能对降低血黏度，缓解小动脉痉挛有所裨益。

处方 2：右归饮。熟地黄 6～9 克或加至 30～60 克，山药 6 克，山茱萸 3 克，枸杞子 6 克，炙甘草 3～5 克，杜仲(姜制)6 克，肉桂 3～6 克，制附子 3～9 克。每日 1 剂，水煎，分 2 次服。

本处方功效是温补肾阳，填精补髓。主治肾阳不足型妊娠高血压综合征。原方出自《景岳全书》。妊娠高血压综合征临床表现有多种证型，本方仅适用于肾阳不足型。本方虽为温补肾阳方，但重在填精补髓,阴中求阳,颇得阴阳互根之真谛,有利于机体阴阳恢复平衡,使妊娠正常进行。

3. 康复处方

(1)每天卧床 10 小时以上,并以侧卧位为佳,以增进血液循环,改善肾脏供血条件。

(2)饮食不要过咸,保证蛋白质和维生素的摄入。可适当食用一些西芹,西芹含有丰富的钾,可以代谢人体内的钠,有降低血压的功效,还含有丰富的维生素、铁和纤维质。

产后尿潴留

尿潴留是指尿液在膀胱内不能排出。多数产妇于分娩后 4～6 小时可以自行排尿,但有些产妇产后长时间(＞8 小时)膀胱充盈,而不能自行排尿,这种现象称为产后尿潴留。多见于初产妇。如尿液完全潴留膀胱,称为完全性尿潴留;如排尿后仍有残余尿液,称为不完全性尿潴留。急性发作者称为急性尿潴留,缓慢发生者为慢性尿潴留。

1. 西药处方

新斯的明 1 毫克,肌内注射。

本处方适合于产后尿潴留。孕期潴留在体内的大量液体,产褥早期主要通过肾排出,故产后尿量明显增加,应鼓励产妇在产后 4～6 小时内自行小便。如不能自行排尿,则可先诱导,即热水熏洗外阴、温开水冲洗尿道外口周围等;或下腹正中放置热水袋,刺激膀胱肌收缩;鼓励产妇克服伤口疼痛,坐起或下床小便;也可针刺关元、气海、阴陵泉、三阴交等。新斯的明系抗胆碱酯酶药物,可兴奋膀胱逼尿肌促其排尿。以上治疗无效,应予导尿,必要时留置尿管 1～2 日,并给予抗生素预防感染。

2. 中药处方

(1)中成药

处方 1:通关散,口服,每次 0.5～1 克,每日 2 次。

本处方具有通关开窍之功效。适用于膀胱逼尿肌功能失调所致的尿潴留。

处方 2:知柏地黄丸,口服,每次 1 丸,每日 3 次。

本处方具有滋阴清热的功效。适用于结石或泌尿系统感染所致的尿潴留。

处方 3:排石胶囊,口服,每次 2 粒,每日 3 次。

本处方具有利水,通淋,排石,解毒的功效。适用于尿路结石所致的尿潴留。

(2)中药方剂

处方 1:加味生化汤。当归 10～15 克,桑白皮 10～15 克,川芎 6～10 克,炮姜 6～10 克,桃仁 10～12 克,紫菀 10～12 克,马兜铃 10～12 克,炙甘草 4～6 克,白通草 3～5 克。每日 1 剂,水煎,分 2 次服。

本处方功效是活血化瘀,通阳利尿。用于治疗产后尿潴留。生化汤出自《傅青主女科》,原方由当归、川芎、桃仁、炮姜、炙甘草组成。主治产后血瘀恶露不行,小腹冷痛诸症。现在原方基础上加桑白皮、紫菀、马兜铃、白通草,与炮姜配伍,旨在宣肺通阳利尿。马兜铃含有马兜铃酸成分,对肾脏有损害,故肾功能不良者慎用。

处方 2:益气通尿汤。炙黄芪 12 克,炙升麻 9 克,肉桂(后下)2 克,荆芥穗 9 克,琥珀(冲服)3 克,甘草梢 3 克。每日 1 剂,水煎,早晚分服。

本处方功效是益气温阳,利尿通闭。主治产后尿潴留。本方用药少,剂量轻为其特点,方中用荆芥穗宣上透表,有提壶揭盖之意,与琥珀配伍,共奏利尿通闭之效。

3. 康复处方

(1)产后要鼓励产妇尽快排尿,如出现排尿困难可用热水熏洗外阴,以促进排尿。

(2)外阴或会阴手术后如不能自行排尿或由于水肿而不便排尿者,应及时导尿。

(3)食疗方可用车前草炖猪肉。鲜车前草 50 克洗净,猪肥瘦肉 250 克,将猪肉切成小块,作料适量与肉共炒后加汤炖至熟烂后加入车前草,煮开后食用。

十一、儿科常见病处方

小儿急性上呼吸道感染

急性上呼吸道感染俗称"感冒",是由各种病原体引起的上呼吸道的急性感染,简称"上感",是小儿时期最常见的疾病。主要侵犯鼻、鼻咽部和咽部。根据主要感染部位可诊断为急性鼻炎、急性咽炎、急性喉炎、急性扁桃体炎等。

各种病毒和细菌均可引起上感,以病毒感染为最多见,占原发感染的 90% 以上,主要有鼻病毒、呼吸道合胞病毒、流感病毒、副流感病毒、腺病毒、肠道病毒等。少数为细菌感染所致,常见的有溶血性链球菌,其次为肺炎球菌、流感嗜血杆菌等,近年来肺炎支原体亦不少见。

婴幼儿时期由于上呼吸道的解剖和免疫特点易患本病。若患有营养性疾病,如维生素 D 缺乏性佝偻病、营养不良、维生素 A 缺乏、锌缺乏症或护理不当、气候变化等因素,则易发生反复上呼吸道感染或使病程迁延。

本病多发生于冬春季节,病情轻重不一,与年龄、病原体及机体抵抗力有关。一般年长儿症状常较轻,婴幼儿多较重。

1. 西药处方

处方 1:对乙酰氨基酚,12 岁以下按每日 1.5 克/平方米分次服用。如按年龄计:2~3 岁,160 毫克;4~5 岁,240 毫克;6~8 岁,320 毫克;9~10 岁,400 毫克;大于 11 岁,480 毫克。必要时 4 小时

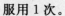

服用1次。

本处方适合于小儿急性上呼吸道感染的退热治疗。

处方2:布洛芬混悬液,1～3岁,每次4毫升;4～6岁,每次5毫升;7～9岁,每次7毫升,10～12岁,每次10毫升。

本处方适合于小儿急性上呼吸道感染的退热治疗。

处方3:红霉素,每次3毫克/千克,每日2次,饭后服用。

本处方适合于小儿急性上呼吸道感染细菌感染时的抗感染治疗。

处方4:阿奇霉素,10毫克/千克,每日1次,口服3日,必要时停4日后相同剂量再服3日。

本处方适合于小儿急性上呼吸道感染细菌感染时的抗感染治疗。

2. 中药处方

中药方剂

处方1:大柴胡汤。柴胡10克,炙枳实6克,生姜6克,黄芩6克,白芍6克,半夏6克,大黄4克,大枣5枚。每日1剂,水煎,分3～4次服。

本处方功效是和解少阳,内泻热结。用于治疗小儿高热,证属少阳、阳明合病者。原方出自《伤寒论》,为治疗少阳、阳明合病的方剂。

处方2:葛根汤。葛根10～15克,麻黄3～6克,桂枝5～10克,白芍5～10克,大枣1～3枚,生姜3～9克,甘草3克。每日1剂,水煎,分3～4次温服。

本处方功效是发汗解表,升津解肌。用于治疗外感风寒表证,发热恶寒,头痛无汗,项背强直者。本方出自《伤寒论》,为治太阳病恶寒发热,项背强痛的要方。

处方3:新加香薷饮。香薷12克,金银花12克,连翘12克,扁豆9克,藿香9克,厚朴9克,甘草6克。上药加水适量煎煮,连煎2

次,去渣取汁,将 2 次药汁合并。每日 1 剂。早晚各 1 次,温热口服。

本处方功效是清暑解表。用于治疗暑湿型上呼吸道感染。

3. 康复处方

(1)姜糖茶:生姜 10 克,红糖 15 克。把生姜洗净,切丝,放入锅内,加入红糖,再加适量清水煮沸。关火,将汤倒入杯中即可。趁热饮用。解表散寒。适用于小儿急性上呼吸道感染。

(2)葱白姜草汤:白萝卜 100 克,淡豆豉 15 克,甘草 10 克,连根葱白 15 克,生姜 10 克,植物油 10 克,食盐适量。将白萝卜洗净后削皮,切薄片;将葱白、生姜、甘草洗净后切碎;汤锅洗净,置火上烧干,倒入植物油烧至六成热,然后下入葱、姜炒香;将剩余材料倒入锅中翻炒均匀,然后倒入适量清水,烧开后调小火煮 20 分钟关火,加入食盐调味即可。每日 1 剂,温热食用。祛风散寒。可辅助治疗外感引发的上呼吸道感染。

(3)西瓜番茄汁:西瓜 150 克,番茄 50 克。西瓜取里面的红色瓜瓤,去掉西瓜子,用纱布绞挤西瓜汁液出来。番茄先用沸水烫过,剥去番茄皮,去掉里面的番茄子,也用纱布绞挤番茄汁液出来。两汁合并,一起饮用。清热解毒,祛暑化湿。适用于暑热型上呼吸道感染。

(4)绿豆粥:绿豆 100 克,粳米 50 克。将绿豆与粳米除去杂质,洗净,共放入锅内加水文火煮成稀粥即可。每日 2 次,温食。清热解毒。适用于风热感冒及暑邪感冒。

(5)萝卜炖排骨:猪排 250 克,白萝卜 200 克,料酒、草菇老抽、蚝油、食盐、白糖(红糖更佳)、鸡精各适量,姜片、葱段少许。排骨在清水中浸泡半日,中间换一次水,倒去血水,洗净备用;铁锅注入冷水,大火烧开,将切成大块的白萝卜放入,水开后捞出。再将排骨放入,加少许料酒,余烫后捞出。另起油锅,放入姜片爆香,放入排骨,放料酒去腥,加草菇老抽上色,中小火翻炒 5 分钟,待排骨内的油稍出,注入半锅热水(漫过排骨),大火烧开,再放入葱段,盖上锅盖,小火焖烧1小时;将白萝卜倒入锅内,加蚝油、食盐,转中小火烧20分钟;待汤汁浓稠,加两勺白糖(红糖更佳)、鸡精,再烧5分钟,即可出锅食用。佐餐食用。滋补润心,通气活血。适用于小儿伤风感冒、咳嗽吐痰。

(6)敷贴疗法:细辛5克,防风5克,川芎5克,草乌5克。取上药分别研成细末,和匀,用温水适量将药末调成膏状,掐成椭圆状药饼。敷在患儿囟门处。一般敷1次即可,如果未愈,3日后再敷1次。祛风散寒。适用于风寒感冒鼻塞不通者。

小儿急性支气管炎

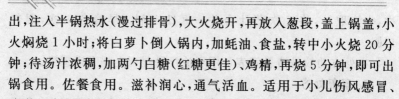

小儿急性支气管炎是由上感蔓延到支气管黏膜的炎症。其病原体除与上感相同外,常有继发性细菌感染,或为流感、百日咳、麻疹等急性传染病的并发症。年龄小、体质差的儿童容易患病。病原体为各种病毒、细菌或病毒及细菌的混合感染。凡能引起上呼吸道感染的病原体皆可引起支气管炎。特异性体质、免疫功能失调、营养失调、佝偻病、慢性鼻窦炎等患儿易反复发生支气管炎。气候变化、空气污染、化学因素的刺激也为本病的发病因素。

可有发热,其中咳嗽为主要症状,婴幼儿如患哮喘性支气管炎时,可见哮喘、呼吸性呼吸困难,鼻翼翕动、口唇发绀、烦躁、睡眠不安等,肺部叩诊呈鼓音,听诊时发现呼气延长、呼吸音减低及大量哮鸣音等。

1. 西药处方

注射用青霉素,每次80万单位,肌内注射,每日2次(皮试)。

复方甘草合剂,口服,每次3毫升,每日3次。

双黄连口服液,口服,每次10毫升,每日3次。

本处方适合于小儿急性支气管炎。咳嗽为其主要症状,应在抗炎、抗病毒基础上镇咳,一般不用中枢性镇咳药如喷托维林等,嘱多有按前饮水,发热者部分患儿可伴恶心、呕吐等消化道反应,及时静脉补液,加用对革兰阴性杆菌敏感的磷霉素静脉滴注,剂量为每日100～200毫克/千克,分2次给药,药物浓度为1克磷霉素加25毫升生理盐水。哮喘或喘息性支气管炎患儿可加用硫酸特布他林(博利康尼)每次1.25～2.5毫克,每日2～3次,舒张支气管,解除痉挛。

2. 中药处方

中药方剂

处方1:宣降汤。麻黄2～4克,杏仁6～8克,前胡6～8克,桔梗3～6克,紫苏子4～7克,葶苈子4～6克。每日1剂,水煎,分3～4次服。

本处方功效是疏散外邪,宣肺降气。用于治疗小儿表邪未尽,咳嗽不畅,痰多。

处方2:王氏止嗽散。半夏15克,葶苈子8克,川贝母8克,熟大黄6克,竹沥6克。

将前4味药烘干,研细末,过筛,竹沥混入粉中,此为1包量。1岁以下每次服1/3包,1～3岁服1/2包,3～5岁服2/3包,5～10岁服1包,10岁以上服2包。服用时将药末用纱布包裹,置茶缸中加适量水,煎煮5～10分钟,然后将包内药液挤尽,取汁,每日分2次服饮。

本处方功效是清热化痰,通腑泻肺。用于治疗小儿急性支气管炎。小儿痰热咳喘,在清化痰热同时,重视运用通腑泻肺法。肺与大肠同治,有利于痰热塞肺症状的改善,常用药对为大黄配葶苈子。

处方3:杏仁散。杏仁6克,紫苏叶6克,半夏6克,前胡10克,橘红10克,茯苓10克。上药加水适量煎煮,连煎2次,去渣取汁,将2次药汁合并。每日1剂。早晚各1次,温热口服。

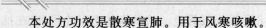

本处方功效是散寒宣肺。用于风寒咳嗽。

3. 康复处方

(1)山药半夏汤:山药30克,清半夏15克,米汤250毫升,白糖50克。山药碾成细末待用,清半夏入锅加水煎汤取汁1小碗待用,最后把山药末、半夏汤汁、米汤混合拌匀,在火上煮数沸,加白糖调味。一般空腹服用。清肺化痰,和胃止吐。适用于痰热咳嗽兼有恶心、呕吐、痰多、食欲缺乏。

(2)金橘柠檬苦瓜汁:金橘5个,柠檬1/2个,苦瓜100克,蜂蜜适量。将柠檬、金橘洗净,切成瓣;苦瓜洗净,切成小块;将柠檬、金橘、苦瓜一起放入榨汁机中榨成汁;将果蔬汁倒出,加入适量蜂蜜拌匀即成。随饮。理气止咳、健胃、化痰。用于预防哮喘及支气管炎。

(3)枸杞川贝花生粥:枸杞子10克,川贝母10克,水发花生仁70克,水发大米150克,食盐少许。将枸杞子、川贝母、花生仁洗净;大米洗净。砂锅中注入适量清水烧开,倒入大米、花生仁、川贝母、枸杞子拌匀,烧开后用小火煮30分钟,至大米熟透,加入适量食盐调味即成。早、晚餐空腹食用。清肺化痰。适用于痰热咳嗽。

(4)炒羊肝:羊肝250克,生姜5克,酒、生粉、食盐、味精各适量。先将羊肝洗净,切片,加酒、生粉拌匀待用;生姜洗净,切片。起油锅,把羊肝、生姜倒入翻炒片刻,加水适量煮熟,最后加食盐、味精调味即成。佐餐用。疏散风寒,宣通肺气。适用于3岁以上风寒咳嗽。

(5)敷贴疗法:生半夏2克,天南星2克,淡附片2克,白大川1克,公丁香1克,樟脑0.4克。上药共研细末,用烧酒调成糊状。敷贴于脐部。祛风散寒。适用于风寒咳嗽。

小儿百日咳

百日咳,中医多称之为"顿咳""天哮""疫咳""痉咳""鸬鹚咳""鸡咳"等名。本病由于病程较长,可持续 2～3 个月或以上,故称"百日咳"。本病一年四季均可发生,尤以冬春两季为多。本病传染性较强,各年龄小儿皆可罹患,但以 5 岁以下幼儿最多。多因内蕴伏痰,外感时疫之邪,初袭肺卫而致肺气郁闭,肺气受伤,与伏痰搏击,阻遏气道,肺失肃降而气上逆,遂发本病,或由传染而致。现代医学认为本病多由百日咳杆菌感染所引起。

根据临床表现,一般分初期、中期和后期。初期形似感冒咳嗽;中期咳嗽继而加重,出现阵发性痉咳性咳嗽,咳后有特殊的鸡鸣样回声,尔后倾出痰涎泡沫而止,多伴有颜面和眼睑水肿,甚则有鼻出血和咯血现象;至后期痉咳逐渐缓解而恢复健康。本病在痉咳期(中期)病情重,也可出现严重的并发症(如肺炎喘嗽、惊厥窒息等),切不可忽视。

1. 西药处方

处方 1:

红霉素片,口服,每次 0.125 克,每日 4 次。

异丙嗪片,口服,每次 12.5 毫克,每日 3 次。

本处方适合于小儿百日咳。百日咳一般护理包括呼吸道隔离,室内安静及空气新鲜,婴幼儿应专人守护,痉咳剧烈者可给予镇静药,如地西泮、苯巴比妥钠。早期的首选药物红霉素常能减轻病情,因百日咳杆菌对此药极度敏感,并能渗进呼吸道分泌物中达到有效浓度,每日 25～50 毫克/千克,分次口服,10～14 日为 1 个疗程。应注意胃肠道反应及肝毒性。异丙嗪能抑制咳嗽中枢形成的兴奋灶。因为百日咳患者对一般止咳药疗效甚微,而用异丙嗪抑制大脑病理兴奋灶后,止咳常能奏效。也可合用氯丙嗪。异丙嗪或氯丙嗪按每次1毫克/千克计算,服后镇静安睡,咳嗽缓解。注意百日咳合并肺炎者不宜用本药,应按肺炎治疗。

处方2:

青霉素G注射液,每次160万单位加入5%葡萄糖注射液中,静脉滴注(皮试后),每日2次。

异丙嗪片,口服,每次12.5毫克,每日3次。

本处方适用于有并发症的百日咳患者。同时加强支持疗法,如少量多次输注血浆等。

如果合并百日咳脑病,于痉咳期出现高热、惊厥、抽搐或昏迷等,应采取下列措施:止惊药物可用地西泮(安定)每次0.1～0.3毫克/千克,静脉注射;或苯巴比妥钠每次5毫克/千克,肌内注射;或用10%水合氯醛每岁1毫升,灌肠。有脑水肿可用20%甘露醇注射液,每次1～2克/千克,快速静脉滴注,每日3～4次。糖皮质激素可用地塞米松注射液5毫克加入25%葡萄糖注射液中,静脉滴注,以后酌情每隔3～4小时重复1次,直至病情好转。

2. 中药处方

(1)中成药处方

处方1:百日咳片,口服,1岁以下每次1片,1～3岁每次2片,3～7岁每次3片,均为每日3次。

本处方具有清热化痰止咳的功效。用于小儿百日咳的痉咳期(4～6周),咳嗽频频阵作,咳后有回吼声,反复不已,入夜尤甚,痰多而黏,呕吐后阵咳暂停,神烦面赤,大便干,小便黄,舌苔厚腻,脉数有力,指纹紫滞。本处方主要由禽胆组成。

处方2:鹭鸶咯丸,口服,1岁以下每次1/2丸,1～3岁每次1丸,均为每日2次。3岁以上每次1丸,每日3次。

本处方具有宣降肺气,清泻肺胃,止咳化痰。用于小儿百日咳的痉咳期(4～6周),咳嗽频频阵作,咳后有回吼声,反复不已,入夜尤甚,痰多而黏,呕吐后阵咳暂停,神烦面赤,大便干,小便黄,舌苔厚腻,脉数有力,指纹紫滞。本处方主要由麻黄、杏仁、生石膏、紫苏子、瓜蒌皮、蛤壳、白芥子、栀子、青黛、射干、牛蒡子、细辛、龙涎香、麝香、天花粉、甘草组成。

处方3:人参保肺丸,口服,每次1丸,每日2次。

本处方具有健脾益肺的功效。用于小儿百日咳的恢复期,症见阵发咳嗽渐减,回吼声亦渐消失,呕吐减少,2~3周可恢复健康。本处方主要由人参、玄参、麻黄、杏仁、川贝母、石膏、罂粟壳、五味子、陈皮、砂仁、枳实、甘草组成。

(2)中药方剂

处方1:解痉止咳汤。紫菀10克,杏仁10克,百部10克,半夏10克,代赭石30克,橘红3克,蜈蚣3克,甘草3克。每日1剂,水煎,分3~4次服。

本处方功效是解痉、止咳、化痰。用于百日咳痉咳期的治疗。

处方2:顿咳止汤。桑白皮10克,栀子10克,黄芩10克,鱼腥草10克,枇杷叶(包)10克,百部10克,北沙参10克,天冬10克,麦冬10克,蜈蚣2条,生甘草6克。上药加水500毫升,浓煎成200毫升药液。1岁内每日喂50毫升,1~2岁每日喂100毫升,3岁以上每日喂200毫升,上述剂量每日分3~4次服完。连服3剂后,去蜈蚣,加僵蚕6克,再服3剂,用量用法同上。另外,每晚用大蒜瓣1~2枚捣烂,敷于患儿双侧涌泉穴,用纱布带固定,晨起去之,连用2~3晚。

本处方功效是清热化痰,解痉止咳。用于小儿百日咳痉咳期的治疗。本处方适合于痰热胶结,痉咳不止,在清化痰热、止痉平咳的同时,配伍养阴润肺之品如沙参、麦冬、天冬,有利于症状的改善。

处方3:小柴胡汤。柴胡9克,制半夏6克,黄芩6克,百部6克,生姜3片,大枣3枚,甘草5克。上药加水适量煎煮,连煎2次,去渣取汁,将2次药汁合并。每日1剂。早晚各1次,温热口服。

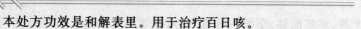

本处方功效是和解表里。用于治疗百日咳。

3. 康复处方

(1)鲜橄榄汁:新鲜橄榄 10 枚,冰糖适量。将橄榄捣碎,加入冰糖,取其汁。每日 1～2 次,慢饮其汁。

(2)鱼腥草苏叶绿豆粥:鱼腥草(鲜品)50 克,紫苏叶 15 克,绿豆 60 克,粳米 60 克,冰糖 30 克。将鱼腥草、紫苏叶水煎 20 分钟取汁,再煎 30 分钟共取浓汁 300 毫升,加适量清水和绿豆,粳米煮粥,熟时加冰糖溶化调匀服食。每日 1～2 次。清热解毒,利尿除湿。适用于百日咳的预防。

(3)百合炖排骨汤:百合 30 克,猪排骨 60 克。将百合洗净,排骨斩成小块,共入砂锅,文火炖烂,即可食用。每日 1 剂。养阴润肺。适用于百日咳的预防。

(4)五汁饮:荸荠汁 60 毫升,雪梨汁 60 毫升,红萝卜汁 60 毫升,白萝卜汁 60 毫升,鲜芹菜汁 60 毫升。将以上食物洗净取汁,混合后隔水蒸 15 分钟。饮用,每日 1 剂,分 3 次服完。清热生津,化痰止咳。适用于百日咳的预防。

(5)牛胆粉:牛胆粉 240 克,淀粉 240 克,白糖 520 克。鲜牛胆烘干研粉,淀粉炒熟,与白糖混合。2 岁以上每服 0.5～1 克,2～5 岁每服 1～1.5 克,5 岁以上每服 1.5～2 克,分 3 次服。清肝明目,利胆通便,解毒消肿。适用于百日咳的预防。

(6)敷贴疗法:大蒜、凡士林各适量。剥去蒜皮,捣烂备用。先洗净双脚,在脚底抹上凡士林,将蒜泥敷双足涌泉穴,每晚睡前敷,晨起除去,连续 3～5 日。若敷后脚底起水疱者疗效好。宣肺止咳。适用于痉咳。

儿童病毒性心肌炎

病毒性心肌炎是病毒侵犯心脏,以心肌炎性病变为主要表现的疾病,有的可伴有心包或心内膜炎症改变。本病临床表现轻重不一,预后大多良好,但少数可发生心力衰竭,心源性休克,甚至猝死。发病年龄以 3～10 岁小儿多见,儿童期的发病率尚不确切。多发于夏、冬季节。多数小儿在发病前 1～2 周有上呼吸道感染或消化道感染病史。中医学认为,小儿心肌炎是因正气不足、时邪温毒、瘀血痰浊、脾胃虚弱等引发的。

病毒感染是引起病毒性心肌炎的主要原因。目前引起儿童心肌炎的常见病毒有柯萨奇病毒(B 组和 A 组)、艾柯病毒、脊髓灰质炎病毒、腺病毒、传染性肝炎病毒、流感和副流感病毒、麻疹病毒、单纯疱疹病毒及流行性腮腺炎病毒等。值得注意的是,新生儿期柯萨奇病毒 B 组感染可导致群体流行,其死亡率可高达 50% 以上。另外,在小儿身体抵抗力低下,出现发热、缺氧、营养不良等情况下,也可诱发病毒性心肌炎。

多有轻重不等的全身症状,取决于年龄和感染的急性或慢性过程。如发热乏力、全身不适、咳嗽、咽痛、肌痛、腹泻、皮疹等表现。可有心悸、胸闷、心前区不适、气急、头晕、晕厥及抽搐史。新生儿和婴儿可突然起病,伴厌食、呕吐、昏睡、发绀等。

中医学将病毒性心肌炎分为急性期、恢复期和慢性期 3 个时期。

1. 西药处方

处方 1:甲泼尼龙,每日 10 毫克/千克,2 小时静脉输入,连续用3 日,然后逐渐减量或改为口服。

本处方为肾上腺皮质激素的治疗。一般用于较重的急性儿童病毒性心肌炎。

处方2:维生素C,口服,每日100～300毫克,3～4周为1个疗程。

本处方适合于儿童病毒性心肌炎。

处方3:黄芪颗粒,口服,每次1/2～1袋,每日2次。

本处方适合于儿童病毒性心肌炎。

2. 中药处方

(1)中成药

生脉饮口服液,口服,每次10毫升,每日3次。

本处方具有益气复脉,养阴生津的功效。用于气阴两亏,心悸气短,脉微自汗。

(2)中药方剂

处方1:麻黄附子细辛汤。麻黄9克,附子9克,细辛3克,桂枝9克,党参15克,丹参15克,炙甘草9克,大枣5枚。上药加水适量煎煮,连煎2次,去渣取汁,将2次药汁合并。每日1剂。早晚各1次,温热口服。

本处方功效是祛寒逐邪,温养心脉。适用于寒毒凝心型儿童病毒性心肌炎。

处方2:小陷胸汤合丹参饮。丹参15克,黄连5克,半夏9克,瓜蒌15克,枳实9克,桃仁9克,郁金9克。上药加水适量煎煮,连煎2次,去渣取汁,将2次药汁合并。每日1剂。早晚各1次,温热口服。

本处方功效是清化热痰,活血化瘀。适用于痰热互结。

3. 康复处方

(1)葛根苦参饮:葛根20克,苦参10克,薷香12克,黄连6克,柏子仁6克,甘草6克。加水共浸泡30分钟,煎煮滤汁2次,去渣,药汁中兑入适量白糖。每日1剂,分2～3次饮服。清湿热解毒,芳香化浊,佐以安神。适用于病毒性心肌炎。

（2）人参红枣龙眼羹：白参 3 克，红枣 15 枚，龙眼肉 15 克，蜂蜜 15 克。先将白参研成细末，再将红枣、龙眼肉分别洗净，红枣去核，与白参、龙眼肉同入砂锅，加水适量，用小火煨煮成稠羹，羹成时加入蜂蜜，调匀即成。早、晚分服，当日吃完。养心温补。适用于病毒性心肌炎。

（3）百合养心粥：百合 30 克，粳米 100 克，冰糖适量。将百合用清水洗净泡软。粳米淘净，与百合一起加水煮粥。粥成时加入冰糖，溶化后稍煮片刻即可。早晚分食。清热、润肺、宁心安神。适用于病毒性心肌炎。

（4）益心复脉膏：人参 30 克，黄芪 100 克，灵芝 50 克，麦冬 60 克，丹参 100 克，当归 50 克，甘松 100 克，炙甘草 30 克，蜂蜜适量。洗净，加水浸泡，煎煮 2 次，去渣取汁，加热浓缩，兑入适量蜂蜜，加热收膏，冷却收贮。口服，每次 10～20 毫升，每日 3 次。益气养阴，活血复脉。适用于病毒性心肌炎。

（5）敷贴疗法：天南星、川乌各等量。将上药共为细末，用黄蜡融化。摊于手心、足心，每日 1 次，晚敷晨取，10 日为 1 个疗程。散风，祛痰，镇惊，止痛。适用于病毒性心肌炎。

儿童腮腺炎

儿童腮腺炎是由腮腺炎病毒引起的急性呼吸道传染病。病毒对腺体和神经组织具有亲和力。其临床特征为唾液腺肿大，尤以腮腺肿大最常见，可并发脑膜脑炎、睾丸炎、胰腺炎和其他腺体受累。本病好发年龄为 5～15 岁，常在集体机构中流行，全年均可发病，冬春季为高峰季节。一次感染后可获得终身免疫，但个别抗体水平低下者亦可再次感染。中医称腮腺炎为"痄腮"，认为与邪犯少阳、邪陷心肝和热毒壅盛等原因有关。

腮腺炎病毒属于副黏病毒科的单股 RNA 病毒,人是病毒的唯一宿主。腮腺炎患者和健康带病毒者是本病的传染源,患者在腮腺肿大前 6 日到发病后 5 日或更长的时间均可排出病毒。主要通过呼吸道飞沫传播,亦可因唾液污染食具和玩具,通过直接接触而感染。全年均可发生感染流行,但以冬春季发病较多。患儿感染腮腺炎病毒后到发病前,会有一段潜伏期。

1. 西药处方

处方 1:对乙酰氨基酚,口服,每次 10～15 毫克/千克。

本处方适合于儿童腮腺炎的退热治疗。

处方 2:板蓝根,口服,每次 0.5～1 袋,每日 3 次。

本处方适合于儿童腮腺炎的抗病毒、清热解毒治疗。

处方 3:复方硼酸溶液漱口,每日 3～4 次。

本处方适合于儿童腮腺炎的清洁口腔治疗。

处方 4:氢化可的松,每日 5～10 毫克/千克,分 2～3 次,静脉滴注。

本处方适合于儿童腮腺炎的抗感染治疗。

2. 中药处方

(1)中成药处方

处方 1:复方大青叶合剂,口服,1～3 岁每次 5 毫升,3～5 岁每次 7 毫升,5～7 岁每次 10 毫升,均为每日 3 次。

本处方具有清热解毒,凉血透邪的功效。用于瘟毒内结型儿童腮腺炎,表现为高热头痛,烦躁口渴,食欲缺乏,或伴呕吐,精神倦怠,腮部漫肿,灼热疼痛,吞咽咀嚼不便,大便干结,小便短赤,苔薄腻而黄,脉滑数。本处方主要由大青叶、金银花、羌活、拳参、大黄等组成。

处方 2:紫金锭,口服,每次 1/2～1 锭,每日 2 次。也可每次 1 锭,水调敷患处,每日 3 次。

本处方具有清瘟解毒,消肿止痛的功效。用于瘟毒内结型儿童腮腺炎,表现为高热头痛,烦躁口渴,食欲缺乏,或伴呕吐,精神倦怠,腮部漫肿,灼热疼痛,吞咽咀嚼不便,大便干结,小便短赤,苔薄腻而黄,脉滑数。本处方主要由红火戟、山慈菇、千金子、麝香、雄黄、朱砂、五倍子组成。

处方 3:青黛散,外用,每次 3 克,醋调敷患处,每日 3～4 次。

本处方具有清热解毒,消肿止痛的功效。用于瘟毒内结型儿童腮腺炎,表现为高热头痛,烦躁口渴,食欲缺乏,或伴呕吐,精神倦怠,腮部漫肿,灼热疼痛,吞咽咀嚼不便,大便干结,小便短赤,苔薄腻而黄,脉滑数。本处方主要由青黛、黄柏、生石膏、滑石组成。

(2)中药方剂

处方 1:龙胆泻肝汤。龙胆草 10 克,栀子 10 克,柴胡 10 克,赤芍 6 克,延胡索 6 克,川楝子 6 克,黄芩 5 克,木通 5 克,当归 5 克。上药加水适量煎煮,连煎 2 次,去渣取汁,将 2 次药汁合并。每日 1 剂。早晚各 1 次,温热口服。

本处方功效是清泻肝火,活血散结。适用于邪毒窜睾型流行性腮腺炎。

处方 2:银翘散。金银花 12 克,连翘 12 克,牛蒡子 12 克,桔梗 10 克,天花粉 10 克,荆芥 6 克,薄荷(后下)6 克,僵蚕 6 克,甘草 5 克。上药加水适量煎煮,连煎 2 次,去渣取汁,将 2 次药汁合并。每日 1 剂。早晚各 1 次,温热口服。

本处方功效是疏风清热,散结消肿。适用于温毒在表型流行性腮腺炎。

3. 康复处方

(1)银花凉茶:鲜金银花 60 克或干品 30 克。将金银花稍加水浸洗后,放入砂锅内,加水适量煎沸 3 分钟,去渣取汤约 250 毫升。以上为 1 日量,作冷饮或凉茶,分 2～3 次饮服,连用 3～5 日。清热解毒。适用于流行性腮腺炎。

(2)绿豆白菜汤:绿豆 100 克,白菜心 3 个。先把绿豆加水适量煮沸,煮至将熟时,放入白菜心,再煮 20 分钟即可。取汁温热顿服,每日内分 2 次服完,直至痊愈。清热解毒。适用于流行性腮腺炎。

(3)绿豆菜心粥:绿豆 60 克,白菜心 2 个,粳米 50 克。将绿豆、粳米淘洗干净,白菜心洗净,切成细丝。锅置火上,放入清水适量,绿豆、粳米煮烂成粥,加入白菜心,煮至菜熟即成。早、晚餐食用。清热解毒。适用于小儿腮腺炎。

(4)敷贴疗法:30%的食盐水、黄泥、鸭蛋或鸡蛋各适量。30%的食盐水中加入黄泥,搅拌成糊状,将鸭蛋或鸡蛋放入此泥中腌制,此泥俗称腌蛋泥。取其泥外敷,泥干即换,至腮腺肿消。清热解毒,消肿止痛。适用于流行性腮腺炎轻症。

水　痘

水痘是由水痘-带状疱疹病毒引起的传染性极强的儿童期出疹性疾病。本病传染性很强,水痘和带状疱疹患者是主要的传染源。经直接接触疱疹液和呼吸道飞沫传播。水痘多见于儿童,2～6 岁为发病高峰。四季都可发病,多发生于冬春季。中医学认为,小儿水痘与湿热有关。

水痘病毒经呼吸道和口咽黏膜进入机体后,在局部黏膜组织短暂复制,经血液和淋巴液(原发性病毒血症)播散至单核-吞噬细胞系统,经多个繁殖周期后,再次进入血液(第二次病毒血症)而播散到全身各器官,特别是皮肤、黏膜组织,导致水痘。典型水痘的潜伏期为 10～21 日,一般为 14 日左右。出疹前可有低热、厌食等。

1. 西药处方

处方 1:伐昔洛韦,口服,3～7 岁每次 75 毫克,7～14 岁每次 150 毫克,均为每日 2 次,连服 6 日为 1 个疗程。

本处方适合于小儿水痘的抗病毒治疗。服药期间应给予患者充足的水分,防止其在肾小管内沉淀。用药时可能会导致轻微的胃肠道不适及头晕症状。

处方2:阿昔洛韦,静脉剂量为每日10~15毫克/千克,分2~3次静脉滴注;口服剂量为每次20毫克/千克,最大量为800毫克,每日4次,共用5日。

本处方适合于小儿水痘的抗病毒治疗。服药期间应给予患者充足的水分,防止其在肾小管内沉淀。用药时可能会导致轻微的胃肠道不适及头晕症状。

2. 中药处方

(1)中成药处方

处方1:清瘟解毒丸,口服,1~3岁每次1/4丸,3~7岁每次1/3丸,7岁以上每次1/2丸,均为每日2次。

本处方具有表里双解,清热解毒的功效。用于风热夹湿型,又称轻型,症见发热、咳嗽、流涕、纳减,痘疹红润,稀疏椭圆,清净明亮,内含水液,并有瘙痒,二便调和,舌淡苔白,脉浮数。本处方主要由葛根、柴胡、羌活、白芷、防风、川芎、黄芩、大青叶、牛蒡子、连翘、赤芍、玄参、天花粉、桔梗、淡竹叶、甘草组成。

处方2:小儿金丹片,口服,1~3岁每次2片,3~7岁每次3片,均为每日2次。

本处方具有解表透疹,清热解毒的功效。用于风热夹湿型,又称轻型,症见发热、咳嗽、流涕、纳减,痘疹红润,稀疏椭圆,清净明亮,内含水液,并有瘙痒,二便调和,舌淡苔白,脉浮数。本处方主要由羌活、防风、葛根、荆芥穗、西河柳、水牛角浓缩粉、羚羊角(代)、大青叶、生地黄、赤芍、冰片、薄荷、关木通、玄参、川贝母、橘红、胆南星、前胡、枳壳、牛蒡子、桔梗、半夏、钩藤、朱砂、天麻、甘草组成。

处方3:赛金化毒散,口服,周岁以内每次1/4袋,1~3岁每次1/2袋,3~5岁每次2/3袋,5岁以上每次1袋,均为每日2次。

本处方具有清热解毒透疹的功效。用于湿热炽盛型,属重型,症见壮热烦躁,口舌干燥,唇红面赤,神萎不振,痘疹稠密,疹色紫暗,痘浆混浊不透亮,严重者口腔亦见疱疹,并有牙龈肿痛,大便干结,小便短赤,苔黄,脉洪数或滑数。本处方主要由大黄、黄连、人工牛黄、珍珠、朱砂、雄黄、制乳香、制没药、赤芍、冰片、川贝母、天花粉、甘草组成。

(2)中药方剂

处方1:清瘟败毒饮。生石膏(先煎)20克,生地黄12克,牡丹皮12克,知母12克,连翘10克,黄芩10克,玄参10克,黄连5克,甘草5克。上药加水适量煎煮,连煎2次,去渣取汁,将2次药汁合并。每日1剂。早晚各1次,温热口服。

本处方功效是清营解毒。适用于热毒蕴结型水痘。

处方2:黄连解毒汤合清营汤。黄连6克,黄芩6克,黄柏5克,栀子5克,生地黄10克,玄参4克,淡竹叶10克,金银花10克,连翘10克,丹参6克,麦冬6克。上药加水适量煎煮,连煎2次,去渣取汁,将2次药汁合并。每日1剂。早晚各1次,温热口服。

本处方功效是凉血清热解毒。适用于血热毒盛型水痘。

3. 康复处方

(1)甘草三豆饮:绿豆10克,赤小豆10克,黑豆10克,生甘草3克。先把三豆洗净,浸泡1小时后,同甘草一并放入锅内,加水适量,煮沸后改用文火煨炖。煮至熟透当作饮料。以上为1次量,每日2～3次,连用5～7日。清热,利湿,解毒。适用于小儿水痘。

(2)胡萝卜香菜饮:胡萝卜50克,香菜30克。将以上食材洗净,加水煮15分钟。去渣饮汁。发汗透诊。适用于水痘。

(3)荸荠鲜荠荠汤:荸荠150克,鲜胡萝卜200克,风栗(干板栗)150克,鲜荸荠100克。先分别将荸荠、胡萝卜、风栗、荸荠洗净,然后切碎。把上4味一同放入搪瓷锅或砂锅内,加水适量,煎沸后取汤2碗,去渣即可。以上为1日量,分2次温热饮用,连用3～5日。透发痘疹。适用于小儿水痘。

（4）银花薏米粥：金银花 10 克，薏苡仁 30 克，冰糖 10 克。将金银花加水煮 20 分钟，去渣留汁，薏苡仁加水煮粥，待粥八成熟时加入金银花汁及冰糖煮烂食用。分次温服。清热、祛湿。适用于水痘。

（5）竹笋鲫鱼汤：鲜竹笋、鲫鱼各适量。将鲜竹笋洗净并切片，鲫鱼去鳞及内脏，同煮汤食。每日 3 次，随量食。益气，清热。适用于水痘初起，小儿麻疹，风疹等。

（6）敷贴疗法：青黛适量。将青黛适量布包，扑撒疱疹局部。每日 1～2 次，连续 2～3 日。清热解毒，消肿止痛。适用于水痘。

猩 红 热

猩红热是由 A 组 β 溶血性链球菌引起的急性出疹性传染病。临床以发热、咽炎、草莓舌、全身鲜红皮疹、疹退后脱皮为特征。少数患者病后 2～5 周可发生急性肾小球肾炎或风湿热。猩红热患者、链球菌性咽峡炎和健康带菌者均是传染源。经空气飞沫传播，或经皮肤伤口或产道入侵，后者称外科型或产科型猩红热。多见于学龄前和学龄儿童。多发生在温带地区的冬、春季。猩红热的潜伏期 1～7 日，外科型 1～2 日。

中医学认为，猩红热是痧毒疫疠之邪从小儿口鼻而入，侵犯肺胃，郁而化火。火热之毒发散，犯卫、入营、伤阴，从而形成邪侵肺卫、毒在气营、疹后伤阴 3 个病理阶段，若痧毒内陷，或余毒未尽，又可导致痧毒内陷心肝之变证。

猩红热、链球菌咽峡炎患儿和带菌者是传染源，主要为呼吸道飞沫传播，人群普遍易感。A 组 β 溶血性链球菌的致病力来源于细菌本身及其产生的毒素和蛋白酶类。产生的毒素包括致热性外毒素（即红疹毒素）和溶血素。

1. 西药处方

处方1:青霉素(皮试),每日3万～5万单位/千克,分2次肌内注射;严重感染者,可加大至每日10万～20万单位/千克,静脉滴注,疗程为7～10日。

本处方适合于小儿猩红热清除链球菌治疗。早期隔离患者,早期应用抗生素,疗程为7～10日。对可疑猩红热、咽峡炎患者及带菌者,均应隔离并给予口服复方磺胺甲噁唑或青霉素治疗7～10日。病后2～3周应查尿常规和心电图,以早期发现变态反应并发症。有青霉素类药物过敏史或青霉素皮肤试验阳性患者禁用青霉素。对一种青霉素过敏者可能对其他青霉素类药物、青霉胺过敏,有哮喘、湿疹、花粉症、荨麻疹等过敏性疾病患者应慎用本品。青霉素水溶液在室温不稳定,因此应用本品须新鲜配制。

处方2:红霉素每日30～50毫克/千克,分3～4次口服;或每日20～30毫克/千克,分2～3次,静脉滴注。

本处方适合于小儿猩红热清除链球菌治疗。

处方3:头孢拉定,每日50～100毫克/千克,分3～4次口服。

本处方适合于小儿猩红热清除链球菌治疗。

2. 中药处方

(1)中成药处方

处方1:三黄片,口服,每次4片,每日2次,小儿酌减。

方中大黄性味苦寒,泻火解毒,又能攻下通便,有釜底抽薪之意,故为主药;黄芩攻善清热燥湿,直折火势而泻火解毒,此为辅药;盐酸黄连素是广谱抗菌药,对多种革兰阳性及阴性细菌有抑制作用。诸药合用,共奏泻火解毒,清热燥湿之效。用于三焦热盛,目赤肿痛,口鼻生疮,咽喉肿痛,心烦口渴,尿黄便秘。

处方2:五福化毒丸,口服,水蜜丸每次2克(4丸),每日2～3次。

方中连翘味苦气微寒,为疮家圣药,攻善清热解毒,消肿散结,以之为主药。生地黄、玄参、赤芍、青黛清热凉血,活血化瘀;桔梗、牛蒡子疏风清热,散结利咽;芒硝润燥软坚,泄热导滞,共为佐药,甘草调和诸药,护胃解毒,为使药。诸药合用,共奏清热解毒,凉血消肿之效。用于血热毒盛,小儿疮疖,痱毒,咽喉肿痛,口舌生疮,牙龈出血,痄腮。

(2)中药方剂

处方 1:沙参麦冬汤。沙参 12 克,麦冬 12 克,玉竹 12 克,石斛 10 克,天花粉 10 克,白芍 10 克,甘草 6 克。上药加水适量煎煮,连煎 2 次,去渣取汁,将 2 次药汁合并。每日 1 剂。早晚各 1 次,温热口服。

本处方功效是养阴清热,生津润喉。适用于疹后阴伤型猩红热。

处方 2:解肌透疹汤。金银花 10 克,连翘 10 克,牛蒡子 10 克,菊花 10 克,薄荷 6 克,荆芥 6 克,射干 6 克,浮萍 5 克,蝉蜕 5 克。上药加水适量煎煮,连煎 2 次,去渣取汁,将 2 次药汁合并。每日 1 剂。早晚各 1 次,温热口服。

本处方功效是辛凉清透,解毒利咽。适用于邪侵肺卫型猩红热。

3. 康复处方

(1)双花饮:金银花 25 克,菊花 25 克,山楂 25 克,白糖 20 克。将金银花、菊花、山楂择洗干净,同放入锅内,加清水适量,文火熬煎 30 分钟,滤渣取汁,加入白糖搅匀即成。每日 1 剂。早晚各 1 次,温热口服。辛凉解表。适用于猩红热早期邪犯肺胃型。

(2)西瓜汁:西瓜 1 个。将西瓜洗净,取瓤去子,以纱布绞汁。频频饮服。清热生津。适用于猩红热毒在营血型,表现为高热持续,面赤烦渴,便干溲赤,咽喉肿痛,皮疹密布,舌红绛起刺,脉洪数患儿。

(3)苦瓜羹:苦瓜 2 条,淀粉、食盐各适量。先将苦瓜洗净,捣烂如泥,加入适量食盐拌匀,半小时后去渣取汁,煮沸,入适量湿淀粉,调成半透明羹状,食之。分次服完,每日1剂。辛凉解毒。适用于猩红热早期,邪在肺胃型患儿。

婴幼儿腹泻

婴幼儿腹泻又称腹泻病,是由多种病原及因素引起的,以大便次数增多和大便性状改变为特点的一组消化道综合征,严重者可引起水、电解质紊乱和酸碱平衡失调。

婴幼儿腹泻,属中医"泄泻"范畴,现代医学称急性肠炎。本病一年四季均可发生,尤以夏秋季节发病率最高,是小儿常见病,多发生于6个月至2岁的婴幼儿。多因外着寒凉(风寒、暑湿为多)或内伤饮食所致。

1. 西药处方

处方1:

思密达,口服,每次1袋,每日3次。

培菲康,口服,每次1粒,每日2次。

本处方适合于2岁儿童的腹泻治疗。婴儿腹泻药物治疗的基本方案是急性腹泻使用止泻药、抗菌药和微生态调节制剂为主,达到迅速止泻的目的;慢性腹泻则应注意积极的病因治疗和维持营养为主,进行对因治疗。用抗菌药物去除各种微生物,用吸附和收敛药可减少失水。用微生物制剂调节肠道菌群平衡。

思密达是由双四面体氧化矽、单八面体氧化铝组成的多层结构,其吸附力比白陶土强30余倍,可吸收8倍于自身重量的水,更具有结合致病菌毒素、保护肠黏膜及干扰细胞定居的作用。鉴于婴儿腹泻系多种因素所致,按照"能抵御一系列肠道病原体"的治疗腹泻的标准,目前认为思密达是较为理想的药物,它虽属非抗生素类

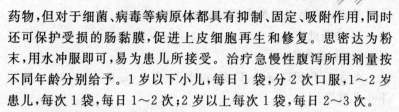

药物,但对于细菌、病毒等病原体都具有抑制、固定、吸附作用,同时还可保护受损的肠黏膜,促进上皮细胞再生和修复。思密达为粉末,用水冲服即可,易为患儿所接受。治疗急慢性腹泻所用剂量按不同年龄分别给予。1岁以下小儿,每日1袋,分2次口服,1~2岁患儿,每次1袋,每日1~2次;2岁以上每次1袋,每日2~3次。

培菲康是微生态调节制剂,具有恢复肠道正常菌群,重建肠道天然生物屏障保护作用。也可给予双歧杆菌、乳酸杆菌、粪链球菌等制剂,避免与抗菌药合用。

处方2:

洛哌丁胺,口服,每次2毫克,每日3次。

培菲康,口服,每次1粒,每日2次。

本处方适合于腹泻严重的2岁儿童,必要时可加用山莨菪碱等。

若是急性水样便腹泻患者(约占70%),多为病毒或产肠毒素性细菌感染,较轻者一般不用抗生素,只要做好液体疗法,患者可以自愈。对重症患者选用抗菌药物治疗,一般选用喹诺酮类药物。黏液脓血便患者(约占20%)多为侵袭性细菌感染,选用一种当地有效的抗菌药物。如用药48小时病情未见好转,再考虑更换另一种抗菌药物。若为假膜性肠炎,多是难辨梭状芽孢杆菌感染,应立即停用抗生素,选用甲硝唑、万古霉素、利福平等口服。若为真菌性肠炎,首先停用抗生素,采用制霉菌素、氟康唑或克霉唑口服。另加用微生态调节制剂。若为轮状病毒感染,可用干扰素,每次100万单位,每日1次,肌内注射,疗程3~5日。若是空肠弯曲菌感染,首选红霉素,每日25~50毫克/千克,分3~4次口服,亦可用庆大霉素、新霉素。

注意调节水电解质平衡,注意纠正脱水和电解质紊乱。根据脱水程度补液,轻度脱水按30~50毫升/千克,中度脱水按60~100毫升/千克,重度脱水按100~120毫升/千克补给,根据情况口服或静脉补充。有酸碱平衡失调时应加以纠正。

2. 中药处方

(1)中成药处方

处方1:化积口服液,口服,每次10毫升,每日2~3次。3岁以下小儿减半。

本处方具有消食化积的功效。用于伤食型,症见腹胀痛,泻前哭闹,泻后痛减,粪便腐臭,状如败卵,矢气,口臭,纳呆,常伴呕吐,舌苔厚腻或微黄,脉滑。本处方主要由神曲、山楂、麦芽等组成。

处方2:香苏正胃丸,口服,每次1丸,每日2次。周岁以内小儿酌减。

本处方具有解表祛湿止泻的功效。用于外感型,症见便稀多沫,色淡或深,肠鸣腹痛,或伴有发热、恶寒、鼻塞、流清涕,口渴或不渴,舌淡,苔白,脉浮。本处方主要由广藿香、紫苏叶、香薷、陈皮、厚朴、砂仁、枳壳、白扁豆、山楂、神曲、麦芽、茯苓、甘草、滑石、朱砂组成。

处方3:小儿香橘丹,口服,每次1丸,每日2次。周岁以内小儿酌减。

本处方具有健脾利湿止泻的功效。用于脾虚型,症见时泻时止,或久泻不愈,便稀或水谷不化,带有白色奶块或食物残渣,每于泻后痛减,面色苍白,睡时露睛,舌质淡,苔薄白,脉沉无力。本处方主要由苍术、白术、茯苓、甘草、山药、白扁豆、薏苡仁、莲子、泽泻、陈皮、砂仁、木香、半夏、香附组成。

(2)中药方剂

处方1:丁香散。丁香30克,荜茇10克,白胡椒5克,肉桂5克,吴茱萸5克,车前子(炒)20克。诸药共研细末装瓶备用。丁香用时取药末0.1~0.3克,置于脐窝内,并以胶布固定,1~2日换药1次。

本处方功效是温中止泻。用于治疗小儿泄泻。

处方 2:小儿敷剂散。吴茱萸、苍术、干姜、白术各等份。上药共研细末,过 120 目筛装瓶备用。每次取 1～2 克,黄酒调匀,贴敷脐中,纱布覆盖固定,每日 1 次。

本处方功效是温中止泻,燥温健脾。用于治疗婴幼儿腹泻。

3. 康复处方

(1)苹果汤:取苹果 1 个,洗净,连皮切碎,加水 250 毫升和少量食盐,煎汤。代茶饮。适用于 1 岁以内的儿童,大于 1 岁者,可吃苹果泥。生津,益气,止泻,保健助消化。适用于小儿腹泻。

(2)乌梅汤:乌梅 3 克水煎,服时加少许食盐,每日 3 次。对久泻不止,并伴有口渴、低热、多汗的患儿最为适宜。

(3)大枣木香汤:大枣 20 枚,木香 6 克。大枣去核;用文火先煮 1 小时,后入木香再煮片刻,去渣温服。每日 2～3 次,每次嚼食 1～2 小块,直至痊愈。健脾和胃,燥湿止泻。适用于小儿腹泻。

(4)山楂炮姜饮:用山楂炭 10 克,炮姜炭 3 克,加水煎沸,服用时加入少量糖或食盐。适用于患儿便泻清稀,夹有不消化乳食、呕吐乳食等症者服食。

(5)山药糊:将山药研成粉末,每次用 6～12 克,加入适量糖温水调好,置文火上熬成糊,每日 3 次,适用于腹泻病程较长者服食。

(6)茯苓大枣粥:茯苓粉 30 克,粳米 60 克,大枣 10 克,白糖适量。将大枣去核,浸泡后连水同粳米煮粥,粥成时加入茯苓粉拌匀,稍煮即可。服时加白糖适量,每日 2～3 次。利水渗湿,健脾补中。适用于小儿脾虚久泻,以及风寒型腹泻有大便稀薄如泡沫状、色淡、臭气少、肠鸣腹痛,或伴有发热、鼻塞流涕等症状。

(7)敷贴疗法:皮硝 30 克,肉桂粉 5 克。用蜜水调成胶状。放在纱布上覆盖腹部,每日 1 次。散寒止痛,活血通经。适用于重症泄泻而引起的严重腹胀(中毒性肠麻痹)。

鹅 口 疮

鹅口疮是由白色念珠菌引起的口腔黏膜炎症,又称口腔念珠菌病,是婴幼儿常见的口腔炎,尤其在新生儿期该病较为常见。本病一年四季均可发生,症状一般较轻,如果及时治疗,预后良好。

白色念珠菌在健康人皮肤上、肠道、阴道中寄生。多由于乳头消毒不彻底,乳母奶头不洁或喂奶者手指污染所致,也可在出生时经产道感染,或见于腹泻、使用广谱抗生素及肾上腺皮质激素的患儿。

患儿口腔黏膜表面覆盖白色乳凝块样小点或小片状物,可逐渐融合成大片,不易擦去,周围无炎症反应,强行剥离后局部黏膜潮红、粗糙,可有溢血。不痛,不流涎,一般不影响吃奶,无全身症状。重症则全部口腔均被白色斑膜覆盖,甚至可蔓延到咽、喉、食管、气管、肺等处,此时可危及生命。重症患儿可伴低热、拒食、吞咽困难。

1. 西药处方

处方 1:2‰碳酸氢钠溶液,哺乳前后清洁口腔。

本处方适合于鹅口疮局部用药清洁口腔、抗真菌,促进口腔创面愈合的治疗。使用本处方治疗时,不能因味涩而再用清水漱口。

处方 2:10 万～20 万单位/毫升制霉菌素鱼肝油溶液,局部涂抹,每日 2～3 次。

本处方适合于鹅口疮局部用药清洁口腔、抗真菌,促进口腔创面愈合的治疗。

处方 3:双歧三联活菌胶囊,口服,每次 1 粒,每日 2～3 次。

本处方适合于鹅口疮的纠正肠道菌群失调,抑制真菌生长的治疗。

处方 4:双歧杆菌(肠乐),口服,每次 0.5～1 粒,早晚餐后各

1次。

本处方可纠正肠道菌群失调,抑制真菌生长,适合于鹅口疮治疗。

处方5:枯草杆菌、肠球菌二联活菌多维颗粒剂(妈咪爱),口服,2周岁以下,每次1袋,每日1~2次;2周岁以上,每次1~2袋,每日1~2次。

本处方可纠正肠道菌群失调,抑制真菌生长,适合于鹅口疮治疗。

2. 中药处方

(1)中成药处方

处方1:凉膈散,口服,每次3克,每日1~2次。3岁以下儿童。

本处方具有清热解毒,泻火解毒,清上泄下之功效。用于上中焦邪郁生热证。面赤唇焦,胸膈烦躁,口舌生疮,谵语狂妄,或咽痛吐衄,便秘溲赤,或大便不畅,舌红苔黄,脉滑数。体虚患者忌用或慎用。

处方2:导赤散,口服,每次1丸,每日2次。3岁以下儿童减半。

本处方具有清脏腑热,清心养阴,利水通淋之功效。主治心经火热证。心胸烦热,口渴面赤,意欲冷饮,以及口舌生疮;或心热移于小肠,小便赤涩刺痛,舌红,脉数。临床常用于治疗口腔炎、鹅口疮、小儿夜啼等心经有热者。脾胃虚弱者慎用。

(2)中药方剂

处方1:淡竹叶合剂。竹叶8克,山楂8克,大青叶8克,金银花8克,生石膏4.5克,川黄连4.5克,甘草4.5克,薄荷4.5克。上药加水适量煎煮,连煎2次,去渣取汁,将2次药汁合并。每日1剂。早晚各1次,温热口服。

本处方功效是清热解毒,泻火通便。适用于小儿实热鹅口疮。

处方2:清热泻脾散。栀子9克,石膏15克,黄连3克,生地黄

9克,黄芩9克,茯苓9克,灯心草3克。将上药共研为末,备用。每次3～6克,水煎服。也可用饮片作汤剂水煎服。

本处方功效是清热泻火解毒。适用于小儿鹅口疮。

3. 康复处方

(1)银黄乳:黄连3克,金银花10克,灯心草6束,乳汁(人乳或牛乳)100毫升。前3味水煎20分钟取汁,再煎1次,取浓汁共100毫升,拌人乳中搅匀。口服,每次30～50毫升,每日2～3次。清热泻火。适用于鹅口疮。

(2)荷叶冬瓜汤:鲜荷叶1块,鲜冬瓜500克。每次用鲜荷叶、鲜冬瓜加水煮汤,另加食盐调味。饮汤,食冬瓜。清心泄热。适用于鹅口疮。

(3)番茄汁:番茄数个。将番茄洗净,用沸水浸泡,剥皮去子,用洗净纱布包绞汁液。含漱,每日数次。清热泻脾。适用于鹅口疮。

(4)竹叶公英绿豆粥:淡竹叶10克,蒲公英10克,绿豆30克,粳米30克,冰糖适量。先将蒲公英、淡竹叶水煎取汁,再将绿豆、粳米共煮糜粥,调入药汁、冰糖即成。食粥,每日3次。清心火,利湿热。适用于鹅口疮。

(5)西洋参莲子炖冰糖:西洋参3克,莲子(去心)12枚,冰糖25克。将西洋参切片,与莲子放在小碗内加水泡发后,再加冰糖,隔水蒸炖1小时,喝汤吃莲子肉,剩下西洋参片,次日可再加莲子同法蒸炖。西洋参可用2次,最后1次吃掉。滋阴降火,改善小儿虚弱体质。适用于鹅口疮。

(6)敷贴疗法:细辛末2.5克。将细辛末与适量小麦粉用温水调成黏稠饼状,直径3～4厘米,厚度0.5厘米。直接敷于肚脐上,可用塑料薄膜及纱布贴膏固定。早晚各换1次,3日为1个疗程。滋补心阴,清心安神。适用于虚火上炎证。

小儿厌食症

小儿厌食，属中医"纳呆""恶食"范畴，是指因消化功能障碍引起的一种慢性消化性疾病。一般多见于学龄前儿童。多因饮食不节，饥饱失调，损伤脾胃，过饱则积食停滞，过饥则营养不充；或脾胃素虚，脾气不振；或先天不足，脾失温煦，脾虚失运，湿困脾阳，湿郁气滞，升降失调所致。

常见症状有食欲减退或缺乏，不思饮食，或食之无味而见食不贪，甚则拒食；或饮食停滞，脘腹胀满；或伴面色少华，形体消瘦，或呕吐、泄泻。长期厌食可影响小儿营养状况及生长发育。

1. 西药处方

处方1：葡萄糖酸锌口服液，严格按说明书用量服。

本处方适合于缺锌引起的营养不良、厌食症、异食癖、口腔溃疡、痤疮、儿童生长发育迟缓等。口服。12岁以上儿童每次20毫升，每日2次。本品宜餐后服用以减少胃肠道刺激。

处方2：10％葡萄糖注射液250～500毫升＋胰岛素3～6单位（1单位胰岛素至少给葡萄糖4克），静脉滴注每日1次。

本处方适用于顽固性厌食，均能增加食欲。

2. 中药处方

(1)中成药处方

小儿化食丸，口服，1岁以内每次1/2丸，2～4岁每次1丸，每日2次。

本处方具有消积导滞的功效。用于乳食壅积(实证)型，伤乳伤食而致不思饮食，口中有酸腐气味，呕吐酸馊食物残渣，不欲吸吮，脘腹胀痛拒按，烦躁哭闹不宁，甚则低热，掌心烫手，夜晚汗出，面色青黄，粪便臭秽，便后痛减，苔黄厚腻，脉细弱或滑，指纹青淡。本处

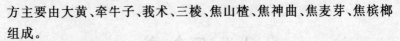

方主要由大黄、牵牛子、莪术、三棱、焦山楂、焦神曲、焦麦芽、焦槟榔组成。

(2)中药方剂

处方1:消化散。炒神曲10克,炒麦芽10克,焦山楂10克,炒莱菔子6克,炒鸡内金5克。上药共研细末,加淀粉1～3克,用开水调成糊状,临睡前敷于脐上,绷带固定,次晨取下,每日1次。5日为1个疗程。不愈者间隔1周再进行。

本处方功效是消食运牌。用于治疗小儿厌食症。

处方2:芦荟开胃汤。芦荟1克,胡黄连2克,苍术6克,使君子8克,党参8克,山楂8克。上药水煎2次,混合药液约100毫升,加少许蔗糖,分多次频服。每日1剂,5日为1个疗程。

本处方功效是健脾清热,杀虫消积。用于治疗小儿厌食症。从组成分析看,本方对肠胃有湿热虫积引起的厌食症最为适宜。该方乃《医宗金鉴》肥儿丸(人参、茯苓、白术、黄连、胡黄连、使君子、神曲、麦芽、山楂、芦荟、甘草)加减而成。

3. 康复处方

(1)菠萝苹果汁:菠萝1/6个,苹果1个,凉开水200毫升。将菠萝、苹果去皮,切丁,放入果汁机加水搅拌均匀,即可饮用。两汁合并,一起饮用。开胃,补充维生素C。适用于不想吃饭的患儿。

(2)山楂饼:山楂15克,鸡内金7.5克,山药粉75克,麦粉75克。将山楂、鸡内金研为细末,与麦粉等加清水适量揉成面团,捏成饼,放油锅中煎至两面金黄时即成,每日1～2剂。或将山楂、鸡内金水煎取汁与山药粉、麦粉和匀,如法做饼服食。佐餐食用。健脾消食。适用于小儿厌食。

(3)敷贴疗法:牙皂30克,砂仁12克,茯苓12克,焦麦芽12克,神曲12克,焦山楂12克,肉豆蔻12克,人参10克,白术10克,厚朴9克,广木香6克,冰片2克,麝香0.4克,凡士林适量。将上药粉碎,以凡士林调膏状。敷于中脘、气海穴上,每日1换,3日为1

个疗程。理气开胃,消食化痰。适用于小儿厌食症。

儿童遗尿症

遗尿症又称功能性遗尿症或非器质性遗尿症,俗称"尿床",通常是指 5 岁后仍不能自主控制排尿而尿床或尿湿裤子,但没有明显的器质性病因。在临床上较为常见。多因先天不足,下焦虚寒,闭藏失职,或脾肺气虚,上虚不能制约,均可导致水道失去制约而致遗尿,或湿热蕴结膀胱,气化失司而致。

1. 西药处方

处方 1:氯酯醒片,每次 0.1 克,睡前口服。

本处方适合于儿童遗尿症。儿童每次 100 毫克,每日 3 次。也可静脉注射或静脉滴注:临用前以注射用水或 5%葡萄糖注射液配成 5%～10%溶液静脉注射,或溶于 5%葡萄糖注射液 250～500 毫升中,静脉滴注。新生儿可注入脐静脉。小儿每次 60～100 毫克,每日 2 次。氯酯醒能兴奋大脑皮质,使其尿液对膀胱的刺激反应加强,从而缓解遗尿。

处方 2:哌甲酯,每次 5 毫克,睡前口服。

本处方适合于儿童遗尿症。哌甲酯为中枢兴奋药,直接兴奋延脑呼吸中枢,作用较温和。儿童长期应用可产生食欲减退、失眠、偶见腹痛、心动过速和过敏。

2. 中药处方

(1)中成药处方

处方 1:缩泉丸,每次 3～6 克,每日 2 次,温开水送服,3 岁以内小儿酌减。

中医学认为,小儿肾气不足、下元虚冷或病后体弱、脾肺气虚不摄,多表现为夜间遗尿、怕冷喜热、面色苍白、体弱多病、夜间不易叫醒、小便清长、舌淡等,此为肾气不足遗尿,治宜补益肾气、温肾散寒。

处方 2:遗尿散,口服,3～6 岁小儿每次 3 克,7 岁以上每次 5 克,每日 2 次。3 岁以下小儿酌减。

本处方具有温肾祛寒,缩尿止遗的功效。用于下元虚寒型,每在睡中遗尿,每夜可发生 1～2 次或更多,醒后方觉,兼见面色苍白,智力迟钝,腰膝酸软,小便清长而频数,其则肢冷恶寒,舌质色淡,脉沉迟无力。本处方主要由粉草薢、益智仁、朱砂组成。

(2)中药方剂

处方:节泉汤。党参 10 克,鸡内金 10 克,桑螵蛸 12 克,菟丝子 12 克,酸枣仁 15 克。每日 1 剂,水煎,早晚分服。

本处方功效是补肾益气,固涩止遗。用于治疗遗尿症。

3. 康复处方

(1)附子牛肉汤:黄厚附子 9 片,牛肉 100 克,黄酒等调料。将牛肉洗净,切成小块,与附子共同放入锅内,加黄酒,不必放水,用文火煮 8～10 小时,然后滤取牛肉汁,加食盐。临睡前温服,牛肉可当菜吃。最好在立冬时节服用,可连服 1 个月。温补脾肾。适用于四肢不温,怕冷,面色苍白,大便溏薄,遗尿量多,颜色如清水的脾肾两虚遗尿。

(2)羊脬炖白果:鲜羊脬(膀胱)1 个,白果 10 粒,菟丝子(用纱布包)9 克。炖汤吃。小儿遗尿、老年尿频淋漓不净,服之有效。

(3)猪肾粥:猪肾 2 枚,粳米 50 克,姜、葱各适量。将猪肾洗净,用开水稍烫,去除腥味,与粳米和煮成粥,粥将熟时入姜、葱及调料。早、晚餐食用。以肾补肾,同气相求。适用于肾气不足者。

(4)韭菜子饼:韭菜子(研末)10 克,面粉 60 克,加水和面成团,烙成小饼。可当点心服食。有温肾止遗之功效,对小儿先天不足而遗尿有效。

(5)敷贴疗法:五味子 12 克,桑螵蛸 10 克,车前草 20 克,延胡索 12 克,桂枝 6 克,木香 20 克。将上药共研为细末,或煎后取汁,调拌葱水或姜汁成糊状,将其烘热。敷贴于关元、水道穴。健脾固肾。适用于遗尿症。

十二、男科常见病处方

前列腺炎

前列腺炎可分为急性和慢性两种。急性前列腺炎是由细菌或其毒素所致的前列腺体和腺管的急性炎症,可有发热、尿频、尿急、尿痛、腰部酸胀等症状。慢性前列腺炎可继发于急性前列腺炎或慢性后尿道炎,也可继发于全身其他部位的感染,可有排尿后尿道不适感,排尿终末可有白色黏液,继而可有尿频、尿滴、会阴部或腰部酸胀,尿道口可有白色分泌物流出,常伴有阳痿、早泄、遗精,久之可致前列腺肥大。患者必须坚持综合治疗,同时辅以刮痧疗法,利尿通淋,可提高疗效。

前列腺炎是发生于成年男性的常见病之一,可发生于各年龄段的成年男性,几乎 50% 的男性在一生中某个时期会受前列腺炎的影响。其发生率占泌尿外科门诊患者的 8%～33%。前列腺炎虽然不直接威胁患者的生命,但严重影响患者的生活质量,给患者造成巨大的经济压力和精神困扰。

1. 西药处方

处方 1:

头孢拉定,口服,每次 0.5 克,每日 3 次。

醋氨酚,口服,每次 0.5 克,每日 3 次。

本处方适合于急性前列腺炎。用药的基本方案是应用抗菌药物,局部疼痛者酌情应用镇痛药。

治疗急性前列腺炎曾经将青霉素 G 作为首选药。近年来发现,急性前列腺炎的致病菌一般为大肠埃希菌、肠球菌和葡萄球菌等,大多数的致病菌对青霉素 G 不敏感或耐药,而对头孢类较敏感。如果选青霉素可用广谱青霉素类,如氨苄西林或阿莫西林。病情较重者,可用头孢三嗪深部肌内注射。急性前列腺炎的抗菌治疗一般需要 2～3 周,以防病情迁延转为慢性或复发。

急性前列腺炎多有局部疼痛,应给予镇痛药如阿司匹林、醋氨酚等,以利于患者休息。此外,尚可使用热水坐浴,每日 3～4 次,有利于炎症消退。

处方 2:

克拉霉素,口服,每次 0.25 克,每日 2 次。

碳酸氢钠,口服,每次 2 克,每日 2 次。

本处方适合于慢性前列腺炎。慢性前列腺炎药物治疗的基本方案是应用渗透性强的抗菌药物进行长程治疗。治疗慢性前列腺炎的药物主要有大环内酯类、四环素类、喹诺酮类及呋喃类等。各类药物的疗效除了抗菌活性的差异之外,更重要的是药物在前列腺组织中的分布,后者取决于药物的渗透力。

本处方是用大环内酯类的克拉霉素与碳酸氢钠合用,前者渗透性强,在前列腺组织中有较高浓度,碳酸氢钠碱化尿液,能明显提高克拉霉素的抗菌效果,这样联合用药对慢性前列腺炎疗效较好,而且还可减轻克拉霉素的胃肠道反应。克拉霉素也可用同类药替代。

喹诺酮类由于其良好的渗透性和抗菌谱广,临床证实对慢性前列腺炎有良好的效果。常用药有环丙沙星、氧氟沙星、左氟沙星等。此外,还可用利福平 600 毫克,每晚口服,2 周后改为半量。

抗菌药物治疗慢性前列腺炎,一般需要 3～4 周的疗程,为减轻药物不良反应,可交替用两种不同方案。

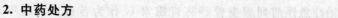

2. 中药处方

(1)中成药处方

处方 1:前列回春胶囊,口服,每次 5 粒,每日 2～3 次。

本处方适合于慢性前列腺炎引起的尿频、尿急、尿道涩痛、淋浊、性欲减退、阳痿早泄等症。本处方功能为益肾回春,活血通淋,清热解毒。本处方主要成分有鹿茸、黄芪、淫羊藿、菟丝子、虎杖、白花蛇舌草、地龙、穿山甲(炮)、王不留行、蜈蚣、萹蓄、关木通等 19 味。

处方 2:分清五淋丸,口服,每次 6 克,每日 2 次～3 次。

本处方具有清湿热,利小便的功效。用于湿热壅阻型,表现为小腹、会阴、精索、睾丸部位不适,小便频急,茎中热痛或刺痛,尿色黄,淋漓不尽,尿末或大便时常见白色分泌物滴出,舌红,苔黄腻,脉弦数。治宜清利湿热。本处方主要由关木通、车前子(盐炒)、黄芩、茯苓、猪苓、黄柏、大黄、萹蓄、瞿麦、知母、泽泻、栀子、甘草、滑石组成。

处方 3:荡涤录,口服,每次 1 包(重 20 克),每日 3 次。

本处方具有清热通淋,除湿利尿的功效。用于湿热壅阻型,表现为小腹、会阴、精索、睾丸部位不适,小便频急,茎中热痛或刺痛,尿色黄,淋漓不尽,尿末或大便时常见白色分泌物滴出,舌红,苔黄腻,脉弦数。脾胃虚寒,大便溏薄者慎用。本处方主要由石韦、车前子(炒)、琥珀、猪苓、虎杖、知母、黄连、地龙、赤芍、黄芪、当归、甘草、生地黄组成。

处方 4:金沙五淋丸,口服,每次 6 克,每日 2～3 次。

本处方具有清利湿热的功效。用于湿热壅阻型,表现为小腹、会阴、精索、睾丸部位不适,小便频急,茎中热痛或刺痛,尿色黄,淋漓不尽,尿末或大便时常见白色分泌物滴出,舌红,苔黄腻,脉弦数。本处方主要由海金沙、车前子、萹蓄、瞿麦、关木通、猪苓、茯苓、黄柏、大黄、黄芩、赤芍、当归、山楂、熟地黄组成。

处方 5：茵陈五苓丸，口服，每次 6 克，每日 2 次。

本处方具有清热利湿，退黄的功效。用于湿热壅阻型，表现为小腹、会阴、精索、睾丸部位不适，小便频急，茎中热痛或刺痛，尿色黄，淋漓不尽，尿末或大便时常见白色分泌物滴出，舌红，苔黄腻，脉弦数。本处方主要由茵陈蒿、黄芩、茯苓、猪苓、泽泻、苍术、白术（麸炒）、陈皮、厚朴（姜制）、枳椇子、神曲（麸炒）、山楂、甘草组成。

处方 6：前列舒丸，口服，水蜜丸每次 6 克，或大蜜丸每次 1～2 丸，每日 3 次。

本处方具有扶正固本，滋阴益肾，利尿的功效。用于肾阴亏损型，表现为腰膝酸软，头晕眼花，口干咽燥，耳鸣遗精，失眠多梦，会阴部下坠，阳事易兴，小便黄少，尿末时常有白色分泌物滴出，欲念萌动时也常自溢，舌红，苔薄白，脉细。治宜滋阴补肾。尿闭不通者不宜用。本处方主要由熟地黄、薏苡仁、冬瓜子、山茱萸（制）、山药、牡丹皮、苍术、桃仁、泽泻等组成。

处方 7：前列通片，口服，每次 4～6 片，每日 3 次。

本处方具有温肾健脾，清利湿浊的功效。用于肾阳不足型，表现为头晕，精神不振，腰膝酸冷，面色苍白，阳痿，早泄，夜尿频数，舌质淡，苔薄白，脉沉细。治宜温肾固精。本处方主要由黄芪、肉桂油、黄柏、薜荔、车前子、香附、琥珀、泽兰、蒲公英、八角茴香油组成。

处方 8：尿塞通片，口服，每次 4～6 片，每日 3 次。下焦虚寒者慎服。

本处方具有理气活血，利水散结的功效。用于气血瘀滞型，表现为小腹、阴部、睾丸、尿道酸胀疼痛为主，分泌物较少，或有血尿、血精，舌质有紫点或瘀斑，脉弦或涩。治宜行气活血祛瘀。本处方主要由丹参、泽兰、赤芍、红花、桃仁、泽泻、黄柏、白芷、王不留行、小茴香组成。

(2)中药方剂

处方 1：加减活络效灵丹。乳香 30 克，没药 30 克，当归 30 克，续断 30 克,大血竭 50 克。乳香、没药、当归、续断加水煎 2 次,煎汁合并。大血竭研细末,加入煎汁中,浓缩成 200 毫升。药液温度控制在 41℃左右。患者膝胸卧位,保留灌肠,自控排便,隔日 1 次,每10 次为 1 个疗程。

本处方功效是活血化瘀。用于治疗慢性前列腺炎气血瘀滞型。活络效灵丹载于《医学衷中参西录》,原方由丹参、乳香、没药、当归组成,现去丹参,加血竭、续断。以血竭为君药,改口服法为灌肠法,既不伤脾,又可直达病所。血竭,又名麒麟竭,为棕榈科植物麒麟竭果实中的红色树脂。文献记载其具有散瘀止痛、敛疮止血功能。药理研究发现,本品有良好的抗菌消炎和抗血栓作用。若有温热之象,不宜用之。

处方 2:前列腺炎 I 号方。白花蛇舌草 30 克,生黄芪 20 克,蒲公英 20 克,土茯苓 20 克,虎杖 10 克,败酱草 10 克,萹蓄 10 克,黄柏 10 克,生大黄 10 克,生甘草 10 克。每日 1 剂,水煎服。

本处方功效是清热利湿,解毒化浊。用于治疗慢性前列腺炎湿热蕴结型。白花蛇舌草、蒲公英、土茯苓、败酱草、萹蓄、虎杖、黄柏、大黄均有良好的抗菌、消炎作用;生黄芪、蒲公英、大黄、虎杖等可刺激网状内皮系统,增强吞噬细胞的吞噬能力,提高淋巴细胞转化率,促进免疫球蛋白形成,诱导产生干扰素。所以,本方具有良好的抗菌消炎,提高机体免疫功能的作用。

3. 康复处方

(1)针刺疗法:常用穴位有两组,第一组有关元、膀胱俞、合谷穴;第二组为中极、肾俞、尺泽穴。两组穴位交替使用,每日或隔日 1 次,每次 15 分钟左右,10 次为 1 个疗程。针刺这些穴位有补肾利水,理气活血之功效。

(2)针灸疗法:对肾阳虚型,选灸肾俞、三阴交等穴位;对中气不足型,选灸脾俞、肾俞、足三里、气海等穴位;对气滞瘀阻型,选灸血海、气海、阳陵泉等穴位。每次灸 20 分钟左右,或先针后灸,或针与灸隔日交替使用。

前列腺增生症

前列腺增生症(BPH),全称良性前列腺增生症,俗称前列腺肥大,其病理改变主要为前列腺组织及上皮增生。症状以前列腺体积增大、尿频、进行性排尿困难为表现;是老年男性的常见病,60 岁以上老年人 BPH 总发病率为 33%~63%,BPH 发病呈上升趋势,是泌尿外科最常见的疾病之一。

1. 西药处方

非那雄胺,每次 5 毫克,每晚服 1 次。

本处方适合于轻度前列腺增生症。每次 5 毫克,每日 1 次。早晚、饭前、饭后均可服用,建议长期服用。非那雄胺为一种 4-氮杂甾体化合物,它是睾酮代谢成为更强的二氢睾酮过程中的细胞内酶-Ⅱ型 5α-还原酶的特异性抑制药。对于有大量残留尿和(或)严重尿流减少的患者,应密切监测其尿路梗阻的情况。

2. 中药处方

(1)中成药处方

处方 1:前列通片,口服,大片每次 4 片,小片每次 6 片,每日 3次。30~45 日为 1 个疗程。

本处方功能为清热解毒,清利湿浊,理气活血,消炎止痛,祛瘀通淋。适合于前列腺增生或急性前列腺炎所致尿潴留、尿血、尿频、小便胀痛等症。本处方主要成分有八角茴香油、肉桂油、琥珀、黄芪、黄柏、车前子、蒲公英、王不留行等。

处方 2:分清五淋丸,口服,每次 9 克,每日 2 次。

本处方具有清热利湿的功效。用于湿热下注证,尿少黄赤,尿时不爽或闭塞不通,少腹胀满,口渴不欲饮,烦躁不安,大便秘结,舌质红,苔黄,脉滑数。

处方3:尿塞通,口服,每次4～6片(每片0.35克),每日3次。

本处方具有化瘀散结,通利水道。用于浊瘀互结证,尿淋不畅或尿闭,或小便混浊,少腹急痛难忍。舌暗或有瘀斑,脉涩。

(2)中药方剂

处方1:癃闭散。穿山甲片(炒)、肉桂。上药剂量按6:4配伍,制成散剂,每日2次,每次10克,蜜水冲服,20日为1个疗程。

本处方功效是攻坚散结,助阳化气。用于治疗前列腺增生症。本方特点为用药少,仅2味药。穿山甲为脊椎动物鲮鲤科的穿山甲的鳞片炒后入药。穿山甲有活血化瘀,通经下乳,消痈排脓的功能,古今均为外科要药。近年临床上常应用于前列腺增生症的治疗,常与肉桂配伍同用。实验研究表明,癃闭散的混匀液,在350毫克/千克剂量下,对丙酸睾酮引起的小鼠前列腺增生有明显的抑制作用,能使组胺引起的小鼠毛细血管通透性明显下降,并能明显抑制小鼠棉球肉芽肿组织的生长,提示本方对前列腺增生有一定的治疗作用。

处方2:黄芪琥珀汤。生黄芪30克,琥珀末(冲服)30克,王不留行10克,山茱萸10克,夏枯草10克,车前子(包)15克,肉桂5克,桔梗5克。每日1剂,水煎服。30日为1个疗程。

本处方功效是益气补肾,化瘀散结。用于治疗前列腺增生症。

前列腺增生症的临床表现主要为排尿困难,原因有两个,一为膀胱瘀阻,一为膀胱气化无力。解决后者的方法一为益气,一为助阳,故大剂量黄芪常与适量肉桂配伍间用,有助于膀胱气化,在现代临床报道中常可见到。琥珀,历代本草记载该药有散瘀止血,利尿通淋的功能,《杨氏家藏方》忘忧散即以本品研细末吞服,治小便赤涩不通,淋沥作痛。现常移用于治疗前列腺增生症引起的小便不利,排尿困难。

3. 康复处方

(1)生南瓜子嚼服,每次 50 克,每日 1 次。

(2)选用洗净的葵花子盘 50 克,加适量绿茶,煎汤代茶频饮,常饮即可见效。

(3)不要坐潮湿地。不宜长途骑自行车。坚持长期热水坐浴。避免性交过于频繁,也忌完全绝欲。

(4)加强体育锻炼,以加快血液循环,减少局部血液淤滞。

十三、耳鼻咽喉科常见病处方

慢性化脓性中耳炎

慢性化脓性中耳炎是中耳黏膜、骨膜或深达骨质的慢性化脓性炎症,常与慢性乳突炎合并存在。多因急性化脓性中耳炎延误治疗或治疗不当,迁延而来。急性化脓性中耳炎病程超过 6～8 周时,应考虑本病。临床以反复耳流脓,鼓膜穿孔及听力下降为主要特点。严重者可引起颅内、外并发症,甚至危及生命,是常见的致聋性疾病。

1. 西药处方

3％过氧化氢溶液,清洗耳道。

0.3％氧氟沙星,滴耳,每日 3 次。

本处方适合于治疗慢性化脓性中耳炎。用药的基本方案是:局部用耳用滴剂,并积极进行病因治疗。

局部用药前用3％过氧化氢溶液反复清洗耳道,最好用吸引器吸净脓液,否则引流不畅,局部治疗效果不佳。

除了氧氟沙星之外,氯霉素、洁毒素等药液可酌情选用。有条件最好在细菌培养及药敏试验结果指导下用药。

尽量少用粉剂,因易形成团块,影响引流。新霉素、庆大霉素等氨基糖苷类抗生素耳内滴药可引起内耳中毒,应禁用。

2. 中药处方

(1)中成药处方:右归丸,口服,每次 1 丸,每日 3 次。

本处方具有温补肾阳的功效。用于肾阳不足型,表现为耳流脓水,日久不愈,兼见畏寒怕冷,腰酸足软,失眠多梦,入夜尿多,舌淡,苔薄白,脉细弱。治宜温补肾阳。本处方主要由熟地黄、肉桂、附子、山药、山茱萸、菟丝子、鹿角胶、枸杞子、当归、杜仲炭组成。

(2)中药方剂

处方 1:紫参滴耳油。紫草 50 克,苦参 5 克,香油 500 毫升,冰片 6 克,枯矾 3 克。将紫草、苦参放入香油锅内浸泡 24 小时,加热炸至药枯呈黑黄色,过滤后再将冰片、枯矾研成细面加入,搅匀备用。用时先以消毒棉签蘸 3‰过氧化氢将患耳内脓物洗净,然后用滴管滴入本品 1~2 滴,再用消毒棉签蘸本品适量塞入耳中,最后用药棉堵塞外耳道。每日 1 次,3 日为 1 个疗程。

本处方功效是清热解毒,收湿敛疮。用于治疗急慢性化脓性中耳炎。

处方 2:四黄液。黄连 15 克,黄柏 9 克,黄芩 9 克,栀子 6 克。上药加水,文火煎沸,过滤取液,加 2%苯甲酸防腐剂备用,滴耳治疗。

本处方功效是解毒消炎。用于治疗慢性化脓性中耳炎。本方实为黄连解毒汤,因制剂为滴耳外用液而不是内服汤剂,故命名为四黄液。

3. 康复处方

(1)按摩方:①除耳鸣、耳聋功。平坐,伸一腿屈一腿,横伸两臂,直竖两掌,向前若推门状。扭头项左右各 7 次。②导引法。两手一上一下按摩耳轮,每次可做 15 分钟左右。③鸣天鼓。将两手掌心紧贴两耳,两手食指、中指、无名指、小指对称横按在脑后枕部,两中指相接触到,再将两食指翘起叠在中指上面,然后把食指从中指上用力滑下,叩击脑后枕部,此时可闻及如击鼓之声。先左手 24

207

次,后右手 24 次,最后两手同时叩击 48 次。每日可做 2～3 次。

(2)多饮开水,以保持大便通畅。

(3)适当运动,增加机体的抗病能力。

(4)平日游泳后,应侧头单侧跳动,令耳内的水流出。本病患者不宜游泳。

(5)切忌滥服热补类中药,如人参、鹿茸、肉桂等。

过敏性鼻炎

过敏性鼻炎是发生在鼻黏膜的变态反应性疾病,因此又称变应性鼻炎,分为常年性变应性鼻炎和季节性变应性鼻炎,后者又称"花粉症"。过敏性鼻炎患者有四大主征,即阵发性喷嚏,大量清水样涕、鼻塞和鼻痒。临床以鼻痒、喷嚏、鼻分泌亢进、鼻黏膜肿胀等为主要特点。近年来,该病发病率有增加趋势,可能与大气污染、空气中的 SO_2 浓度增高有关,以儿童、青壮年多见,无男女性别差异。

1. 西药处方

氯苯那敏(扑尔敏)片,口服,每次 4 毫克,每日 3 次。

1% 麻黄碱滴鼻液,滴鼻,每日 3 次。

氯雷他定,口服,每次 10 毫克,每日 1 次。

色甘酸钠,将其粉末喷入鼻腔,每次 20 毫克,每日 4 次。

本处方适合于过敏性鼻炎。1% 麻黄碱生理盐水中加入少量糖皮质激素,效果更佳。结合采用激光、免疫疗法和局部 5% 硝酸银烧灼,可降低鼻黏膜敏感性。

2. 中药处方

(1)中成药处方

处方 1：防芷鼻炎片，口服，每次 5 片，每日 3 次。饭后服用。

本处方具有清热消炎，祛风通窍的功效。用于治疗慢性鼻炎引起的喷嚏、鼻塞、头痛、过敏性鼻炎、慢性鼻窦炎。胃溃疡病者慎用。

处方 2：鼻炎通窍片，口服，每次 5～7 片，每日 3 次。

方中苍耳子为君药，以散风除湿，通窍止痛；辛夷、白芷为臣药，以发散风寒，宣通鼻窍；佐以薄荷疏散风热，清利头目；加黄芪大补脾肺之气，白术健脾益气，防风走表祛风。诸药合用，以奏散风消炎，宣通鼻窍之功。用于鼻渊，鼻塞，流涕，前额头痛，鼻炎，鼻窦炎及过敏性鼻炎。

(2)中药方剂

处方 1：鼻敏宁。黄芪 15 克，白术 10 克，防风 6 克，柴胡 6 克，五味子 5 克，细辛 3 克，乌梅 6 克，党参 12 克。上药经提取装入胶囊，每粒 0.4 克。口服，每次 5 粒，每日 3 次，4～6 周为 1 个疗程。也可以作汤剂煎服，每日 1 剂。

本处方功效是益气固表，敛肺通窍。用于治疗变态反应性鼻炎。实验研究表明，该方有抗变态反应作用，其治疗机制可能是抑制抗原抗体反应，减轻局部炎症，改善细胞结构和功能，促进末梢神经纤维病变的恢复等。

处方 2：劫敏汤。黄芪 10 克，乌梅 10 克，诃子肉 10 克，地龙 10 克，柴胡 3 克，防风 6 克，豨莶草 6 克，蜂蜜（和水服）30 克。每日 1 剂，水煎服。寒证加荜茇、细辛；病情重者加大黄芪、柴胡、防风的用量，或加石榴皮。

本处方功效是益气固表，敛肺通窍。用于治疗过敏性鼻炎。

3. 康复处方

(1)蒜醋熏鼻：将大蒜装入坛子，再倒入米醋，然后密封。1 个月后，启封蒜醋坛，用小瓶装入一些蒜醋液，对着鼻孔熏 30 分钟，7

日换 1 次酸醋液,远期效果好,部分患者可达到根治目的。

(2)薏苡粳米粥:薏苡仁 15 克,莲子肉 10 克,淮山药 15 克,粳米适量。将薏苡仁、淮山药与莲子肉水浸一晚,同粳米熬粥,调味后使用。

(3)脱敏疗法:用含有综合性变应原的"大佛水鼻腔喷雾剂"喷鼻,有局部脱敏作用。

慢性单纯性鼻炎

慢性单纯性鼻炎为鼻腔黏膜组织以充血肿胀为主的可逆性病变。慢性单纯性鼻炎的主要体征为黏膜充血,下鼻甲肿胀、表面光滑、柔软、有弹性,探针轻压有凹陷,探针移开后立即恢复;对血管收缩药敏感,鼻腔内有黏涕。慢性单纯性鼻炎的临床症状主要有:①间歇性或交替性鼻塞。夜间、寒冷、休息时重,白天、夏季、运动时减轻。侧卧时,变换侧卧方位,两侧鼻塞可交替发生。②多涕。一般为黏液白涕,继发感染时有脓涕。③其他。一般无闭塞性鼻音、耳鸣及耳闭塞感等伴随症状,偶有头痛、头晕等不适。

1. 西药处方

1%麻黄碱滴鼻液,滴鼻,每日 3 次。

0.5%普鲁卡因,1.2 毫升下鼻甲封闭,隔日 1 次,5 次为 1 个疗程。

本处方适合于慢性单纯性鼻炎。本病不宜使用滴鼻净等血管收缩药,因其易引起药物性鼻炎。婴幼儿最好不用血管收缩药,如有必要时可用低浓度小剂量药液。滴鼻方法:平仰卧,头后仰并悬垂于床缘外,前鼻孔朝上;或仰卧,肩下垫枕。经前鼻孔向鼻腔滴药水,每侧 2~3 滴。

2. 中药处方

中药方剂

处方 1：丝瓜根绿豆汤。丝瓜根 30～50 克（鲜品加倍），绿豆 60～100 克，冰糖适量。先将丝瓜根和绿豆加冷水煮沸，再煎 0.5 小时，取丝瓜根弃之，然后在绿豆汤中加冰糖适量，溶解后食豆喝汤，每日 1 剂，早晚 2 次分服。病情重者每日 2 剂。连服 1 个月为 1 个疗程。儿童酌减。

本处方功效是清热，化痰，通窍。用于治疗慢性鼻炎，慢性副鼻窦炎。方中丝瓜根为葫芦科植物丝瓜的根及近根处藤茎，《本草纲目》记载，本品能治“脑漏”；《医学正传》记载，本品治疗“鼻中时时流臭黄水，甚至脑亦时痛”。脑漏为鼻渊的俗名，其临床表现为鼻塞、流脓浊鼻涕、头晕、头痛，与现代鼻窦炎疾病相当。

处方 2：慢性鼻炎汤。苍耳子 10 克，白芷 20 克，葛根 15 克，麦冬 20 克，藁本 10 克，黄芩 15 克，薄荷 10 克。每日 1 剂，水煎服。3 周为 1 个疗程。

本处方功效是宣肺通窍，清肺养阴。用于治疗慢性单纯性鼻炎。

3. 康复处方

(1)锻炼身体，增强体质，避免感受外邪，以防伤风鼻塞。

(2)戒除烟酒，注意饮食卫生和环境保护，避免粉尘的长期刺激。

(3)避免局部长期使用血管收缩药，如鼻炎净等。

(4)鼻塞严重时，不可强行擤鼻，以免邪毒入耳，引起耳胀、耳闭等病。

慢性化脓性鼻窦炎

慢性化脓性鼻窦炎是鼻窦黏膜的慢性化脓性炎症,病程超过12周,多因急性鼻窦炎反复发作未彻底治愈迁延所致,可单侧或单窦发病,但双侧或多窦发病极常见。临床表现以鼻腔黏膜肿胀、流脓涕、鼻塞、病程持续数月以上或反复发作为特点,是鼻部常见疾病之一。

1. 西药处方

阿奇霉素,口服,每次 0.5 克,每日 1 次。

稀化黏素,口服,每次 0.3 克,每日 3 次。

甲硝唑,口服,每次 0.4 克,每日 2 次。

本处方适合于慢性化脓性鼻窦炎。进食可影响阿奇霉素的吸收,故需在饭前 1 小时或饭后 2 小时口服。稀化黏素的主要化学成分是标准桃金娘油。甲硝唑可致血象改变,白细胞减少等,应予注意。

2. 中药处方

(1)中成药处方

处方 1:藿胆丸,口服,每次 3~6 克,每日 3 次。

本处方适合于急、慢性鼻炎及鼻窦炎的治疗。本处方的组成成分为广藿香、猪胆汁。

处方 2:辛芩冲剂,口服,每次 1 袋,每日 3 次。20 日为 1 个疗程。

本处方具有散风清热,通窍止痛的功效。适用于肺气虚易感冒而致肺气不宜的慢性鼻窦炎患者。宜在饭后服用,若服后感胃部不适,应慎用。本处方主要由细辛、黄芩、桂枝、荆芥、防风、苍耳子、白芷、黄芪、白术、石菖蒲组成。

处方3:防芷鼻炎片,口服,每次3~5片,每日3次。

本处方具有疏风清热,燥湿解毒,通窍的功效。适用于肺虚为风邪所袭,湿热郁于鼻窍而致鼻流浊涕,鼻塞时好时坏,嗅觉减退的慢性鼻窍炎患者。本处方主要由防风、白芷、鹅不食草、野菊花、白芍、蒺藜、墨旱莲、胆南星、苍耳子、甘草组成。

(2)中药方剂

处方1:苍耳散加味。苍耳子10克,辛夷花6克,白芷6克,鱼腥草20克,七叶一枝花10克,黄芩6克,甘草6克。每日1剂,水煎2次,早晚分服。

本处方功效是清热排脓,疏风通窍。用于治疗鼻渊。苍耳散出自《重订严氏济生方》,原方由辛夷花、苍耳子、香白芷、薄荷叶组成,功能是疏风通窍,为治疗鼻炎的常用方。本方在原方基础之上加鱼腥草、七叶一枝花、黄芩等,重在清热排脓,又能宣通鼻窍,故适用于鼻渊。

处方2:鱼腥草合剂。鱼腥草70克,桔梗5克,甘草3克。每日1剂,水煎2次,煎液混合,分3次口服,小儿减半。一般3~5日见效,2~3周为1个疗程。

本处方功效是清热解毒,宣肺排脓。用于治疗鼻渊。原方制剂为合剂,现改为水煎剂,将剂量按原方比例缩减,便于基层门诊应用。用鱼腥草蒸馏液滴鼻,每日3次,每次3~5滴,连用10~20日,对萎缩性鼻炎有较好疗效。

3. 康复处方

(1)症状缓解后积极进行鼻部耐寒锻炼,如早上用冷水洗面。

(2)每日早晚按摩鼻翼可增强鼻黏膜抵抗力。

(3)每天晚上睡觉前用温水泡足,可改善鼻腔功能。

慢性咽炎

慢性咽炎为咽部黏膜、黏膜下及淋巴组织的弥漫性炎症,常为上呼吸道慢性炎症的一部分,多见于成年人。本病病程长,症状顽固,较难治愈。多因急性咽炎反复发作演变而来,鼻部慢性炎症、下呼吸道慢性炎症、烟酒、粉尘或有害气体的刺激和慢性胃炎等全身慢性疾病也是常见病因。

1. 西药处方

处方 1:华素片,每次 1 片,口含化服(不可用水送服),每日 3～5 次。

处方 2:2%～5%硝酸银,涂搽咽部,每日 1 次,每周 2 次,有消炎、收敛作用。

处方 3:2%硼酸液,漱口。含漱时头微微后仰,张口发"啊啊啊"声,使含漱液能清洁咽后壁。

2. 中药处方

(1)中成药处方:喉症丸,外用,每日换药 2～3 次,连续 3～6 日即可。取本品 20～30 粒,研为细末,用白酒适量调成稀糊,置于伤湿止痛膏中央,敷于喉结两侧。可清热解毒,消肿止痛。

(2)中药方剂

处方 1:清音汤。玄参 10 克,麦冬 10 克,生地黄 10 克,薄荷 5 克,桔梗 5 克,生甘草 3 克。每日 1 剂,水煎 2 次,早晚分服。

本处方功效是清热利咽,养阴生津。用于治疗慢性咽炎。本方即在民间玄麦桔甘汤基础上加生地黄和薄荷组成。

处方 2:金果饮。生地黄 20 克,玄参 15 克,胖大海 10 克。上药制成糖浆剂,每次服 15 毫升,每日 3 次,以 4 周为 1 个疗程。

本处方功效是养阴清热,化痰利咽。用于治疗慢性咽炎。

3. 康复处方

(1)食疗方:海带 200 克,洗净,切丝,水煮后捞出,加白糖 100 克腌制 24 小时后食之,每次 50 克,每日 2 次。

(2)风油精局部治疗:用风油精 2~4 滴,滴在口中慢慢咽下(不可用水送服),每日 3 次。

十四、皮肤科常见病处方

带状疱疹

带状疱疹是指由于感染疱疹病毒中的水痘带状疱疹病毒所致的一种病毒性皮肤病。该病毒具有亲神经特性,初次感染后可长期潜伏于脊髓神经后根神经节内,当宿主免疫功能减退时,病毒活跃而引起发病。临床表现以沿单侧周围神经分布的簇集性小水疱为特征,常伴显著的神经痛。带状疱疹好发于成人,发病率随年龄增大而呈显著上升趋势。带状疱疹具有自限性,治疗原则为抗病毒、镇痛、消炎、缩短病程和防治并发症。

1. 西药处方

阿昔洛韦(无环鸟苷)片,口服,0.2克,每日4次。

维生素 B_1 片,口服,10毫克,每日3次。

维生素 B_{12} 注射液,500微克肌内注射,每日1次。

聚肌胞注射液,2毫升肌内注射,3日1次。

卡马西平(酰胺咪嗪)片,口服每次0.1克,每日3次。

0.1%阿昔洛韦(无环鸟苷)眼药水,外擦患处,每日数次。

本处方适合于带状疱疹。若疼痛不明显,可不用镇痛药或临时给予镇痛药。眼部带状疱疹应使用0.1%阿昔洛韦眼药水或碘苷眼药水滴眼,耳部带状疱疹应使用抗病毒滴耳液,并请耳鼻喉科医生协助治疗。皮损局部可配合周林频谱仪理疗,每日1～2次,每次30分钟,一般10日为1个疗程。年老体健者,在起病1周内,口服泼尼松每次 10 毫克,每日 3 次,连续 1 周,可减少后遗神经痛的发生率。

2. 中药处方

(1)中成药处方

处方 1:清瘟解毒丸,口服,每次 2 丸(每丸 9 克),每日 2 次。

本处方具有清瘟解毒的功效。用于热盛型带状疱疹,主要表现为皮损鲜红,水疱充盈,灼热剧痛,口渴咽干,烦躁易怒,大便干,小便赤,舌红,苔黄,脉弦滑。治宜清热解毒。本处方主要由大青叶、连翘、玄参、天花粉、桔梗、牛蒡子(炒)、羌活、防风、葛根、柴胡、黄芩、白芷、川芎、赤芍、甘草、淡竹叶组成。

处方 2:片仔癀,口服,1～8 岁每次 0.15～0.3 克,8 岁以上及成人每次 0.6 克,每日 2～3 次。

本处方具有消炎止痛,清热解毒的功效。用于热盛型带状疱疹,主要表现为皮损鲜红,水疱充盈,灼热剧痛,口渴咽干,烦躁易怒,大便干,小便赤,舌红,苔黄,脉弦滑。本处方主要由麝香、牛黄、三七、蛇胆等组成。

处方 3:本厘散,口服,每次 1～1.5 克,每日 1～3 次。

本处方具有化瘀消肿,止痛止血的功效。用于气滞血瘀型带状疱疹,主要临床表现为皮损紫红,疱疹见血疱、脓疱、血痂或坏疽,局部如刺,剧痛难忍,或皮疹消退局部色素沉着,心烦易躁,大便秘结,舌质暗或有瘀点,苔薄白,脉弦细;多见于出血坏死性带状疱疹或带状疱疹后遗症。治宜活血化瘀,通络止痛,解毒。孕妇禁用。本处方主要由血竭、乳香(制)、没药(制)、红花、儿茶、冰片、麝香、朱砂组成。

处方 4:血府逐瘀丸,口服,每次 1～2 丸,每日 2 次。

本处方具有活血祛瘀,行气止痛的功效。用于气滞血瘀型带状疱疹,主要临床表现为皮损紫红,疱疹见血疱、脓疱、血痂或坏疽,局部如刺,剧痛难忍,或皮疹消退局部色素沉着,心烦易躁,大便秘结,舌质暗或有瘀点,苔薄白,脉弦细。本处方主要由柴胡、当归、生地黄、赤芍、红花、桃仁、枳壳、甘草、川芎、牛膝、桔梗组成。

(2)中药方剂

处方1:王不留行糊剂。王不留行适量。以文火焙干呈黄褐色(或爆花),以不焦为度,研成细末,用鸡蛋清调成糊状,涂抹患处,每日3次。

本处方功效是活血止痛。用于治疗带状疱疹。

处方2:大黄五倍子膏。生大黄2份,黄柏2份,五倍子1份,芒硝1份。上药共为细末,加凡士林配成30%软膏备用,外搽患处。

本处方功效是清热解毒,燥湿收敛。用于治疗带状疱疹。

3. 康复处方

(1)鲎壳:中国鲎壳适量,晒干研成细末,用香油调和,敷患处。

(2)拔罐方:取肝俞、阳陵泉、曲泉、支沟穴。操作时患者取坐位,取三棱针点刺同一侧诸穴,后取中口径玻璃罐以散火法吸拔点刺诸穴5~10分钟。双侧交替进行,每日1次。

(3)刮痧方:患者取仰卧位,取边缘光滑圆润的瓷勺或水牛角板,以刮痧油为介质,刮大椎、风门穴,至出现痧痕为止;后令患者取仰卧位,刮期门、内关、血海、三阴交、太冲、窍阴穴,至出现痧痕为止。每日1次。另加刮肝俞、胆俞穴,并以针点刺太冲穴,手法力度中等,操作范围较广泛。

(4)艾灸方:患者取正坐位,医者站在其背面,取细线一根测量患者的头围大小,将剩余的线除去,然后用该线由前向后经颈部绕一圈,再将两线端对齐,沿脊柱向下稍拉紧,合拢的线端所达处,即待灸的穴位,在此穴以小艾炷灸1壮即可。

荨 麻 疹

荨麻疹俗称"风疹块",是皮肤黏膜由于暂时性血管通透性增加而发生的局限性水肿。荨麻疹的病发速度很快,而且很容易蔓延至全身。病发时,可以在患处刮痧,毒素快速排出后,荨麻疹就消失了。

1. 西药处方

处方1:

赛庚啶,口服,每次2毫克,每日3次。

维生素C,口服,每次200毫克,每日3次。

本处方适合于病情轻的荨麻疹患者。急性荨麻疹的药物治疗方案是首选抗组胺药,病情轻者口服用药,病情较重者注射用药。

赛庚啶是抗组胺药,有较强的抗组胺和抗其他过敏介质作用,治疗各型荨麻疹均有较好效果。抗组胺常用药还有氯苯那敏(扑尔敏)、苯海拉明、异丙嗪等,以及非镇静类抗组胺药如阿司咪唑(息斯敏)、氯雷他啶(克敏能)、西替利嗪(仙特敏)、去氯羟嗪(克敏嗪)等。新型 H_1 受体拮抗药还有奥沙米特,口服,每次30～60毫克,每日2次。曲尼司特,口服,每次100毫克,每日3次。赛庚啶与维生素C合用可增强疗效。

处方2:

地塞米松注射液,肌内注射,每次5毫克,每日1次。

赛庚啶,口服,每次2毫克,每日3次。

维生素C,口服,每次200毫克,每日3次。

本处方适合于病情紧急、皮疹广泛,以及有呼吸困难倾向者,可肌内注射地塞米松5毫克。必要时还可注射抗组胺药如氯苯那敏、苯海拉明、异丙嗪等。

若病情严重有休克症状者,应立即皮下或肌内注射0.1%肾上腺素0.5毫升,必要时15分钟后重复注射,另静脉注射地塞米松5毫克,依病情变化也可重复使用。

处方3:

阿司咪唑,口服,每次10毫克,每日1次。

多塞平,口服,每次25毫克,每日3次。

本处方适合于慢性荨麻疹。与治疗急性荨麻疹不同的是,在应用抗组胺药的基础上加用多塞平,这是因为本品具有很强的组胺H_1和H_2受体拮抗作用,对慢性荨麻疹,尤其是顽固荨麻疹疗效好,成为治疗慢性荨麻疹的主要药物。少数患者服多塞平后出现嗜睡、乏力、口干等不良反应。

如果处方2效果不理想,可将多塞平与酮替芬合用。酮替芬为口服强效过敏介质阻滞药,能抑制肥大细胞释放组胺和慢反应物质,有良好的抗过敏作用,并兼有强大的H_1受体拮抗作用,作用强度较氯苯那敏约强10倍。口服每次1毫克,每日2次。有头晕、口干、嗜睡等不良反应。

对某些特殊类型的荨麻疹,常选用兼有抗5-羟色胺、抗乙酰胆碱的抗组胺药物,如去氯羟嗪,对物理性荨麻疹有较好疗效。除抗组胺药外,还可酌情选用桂利嗪(脑益嗪)、利舍平、氨茶碱、氯喹等口服,也可选用一些非特异性疗法,如注射胎盘组织液、自身血液、注射组胺球蛋白等。

2. 中药处方

(1)中成药处方

处方1:乌蛇止痒丸,口服,每次2.5克,每日3次。

本处方具有养血祛风,燥湿止痒的功效。用于皮肤瘙痒,荨麻疹。

处方2:消风止痒冲剂,口服,每次1袋,每日3次。

本处方具有消风清热,除湿止痒的功效。用于小儿丘疹样荨麻疹,湿疹,皮肤瘙痒症。

(2)中药方剂

处方1:地肤白鲜皮汤。地肤子30克,白鲜皮15克,土茯苓20克,荆芥15克,秦艽15克,防风10克,蝉蜕10克,浮萍10克。每日1剂,水煎2次,早晚分服。

本处方功效是清热利湿,疏风止痒。用于慢性荨麻疹。地肤子具有清热利湿止痒作用,常用于皮肤瘙痒、湿疹、湿疮等皮肤病的治疗。药理实验也表明,地肤子水提取物有抑制单核-吞噬细胞系统的吞噬功能及迟发型超敏反应的作用,这为临床应用地肤子治疗慢性荨麻疹提供了实验依据。

处方2:过敏煎。防风6克,生黄芪15克,生乌梅15克,制何首乌15克,地肤子10克,地龙10克,牡丹皮10克,甘草10克。每日1剂,水煎2次,早晚分服。

本处方功效是疏风清热,益气凉血。用于治疗荨麻疹。

方中乌梅具有抗蛋白过敏作用。动物实验表明,其煎剂(1:1)及其合剂能减少豚鼠的蛋白性休克的动物死亡数,对离体兔肠有明显抑制作用。

3. 康复处方

(1)醋姜汤:姜50克,醋200毫升,红糖100克。同煮汤,去渣温饮。每次50毫升,每日2～3次服用。

(2)荸荠清凉散:荸荠200克,鲜薄荷叶10克,白糖10克。荸荠洗净,去皮,切碎,搅汁;鲜薄荷叶加白糖捣烂,放荸荠汁中加水至200毫升,频饮。凉血祛风止痒。主治荨麻疹属血热者,皮疹红色,灼热瘙痒,口干心烦,发热,舌红苔薄。

湿　疹

　　湿疹是常见的皮肤病，是由多种内、外因素引起的皮肤真皮浅层及表皮层过敏性炎症反应性疾病。临床上急性期皮损以丘疱疹为主，有渗出倾向，慢性期以苔藓样变为主，易反复发作。皮肤病与肺经有关，肺经又与大肠经相表里，所以肺功能弱时，肺部的毒素就会从大肠排泄。如果大肠经不通，肺部的毒素就排不出去了，便在皮肤上表现出来，所以可以在大肠经上刮痧。

1. 西药处方

　　处方1：

　　3％硼酸，外敷。

　　氯苯那敏，口服，每次4毫克，每日3次。

　　本处方适合于湿疹急性期、渗出明显者。外用药物采用药物湿敷法：即将浸湿药液的纱布敷在皮损处。一般可用3％硼酸、0.2％呋喃西林、0.1％新霉素溶液，用6～8层纱布浸透药液，取出拧至不滴水为度，持续敷于患处，定时添加药液，保持湿度。急性期红斑无渗出或渗出不多时可用氧化锌油，渗出多时，渗液减少后可选用糖皮质激素类霜剂和油剂交替使用；亚急性期及慢性期一般常用糠馏油和含有糖皮质激素类霜剂、软膏、硬膏或糊剂。做冷湿敷时要注意湿敷面积，不要超过体表的1/3，以免吸收中毒和受凉。

　　硼酸是收敛药，能凝固蛋白质，使其沉淀，使水肿减轻，渗液减少。其他药物有5％～20％鞣酸、醋酸铅、硫酸锌等。3％硼酸溶液具有收敛抗菌作用，加之溶液有清洁作用，有凉爽、止痒、消炎之功效。主要用于急性湿疹皮炎有糜烂、大量渗液时。采用持续冷湿敷的方法，一般2～3日，渗液完全吸收后，改用其他药物。

　　氯苯那敏（扑尔敏）是抗组胺药。本类药有较强的抗组胺和其他过敏递质作用,治疗各型湿疹均有较好止痒效果,常用的还有赛庚啶、苯海拉明、异丙嗪,以及非镇静类抗组胺药如阿司咪唑(息斯敏)、氯雷他啶(克敏能)、西替利嗪(仙特敏)、去氯羟嗪(克敏嗪)等。新型 H_1 受体拮抗药还有奥沙米特,口服每次 30～60 毫克,每日 2次。曲尼司特,口服每次 100 毫克,每日 3 次。

对皮损严重、瘙痒剧烈的患者,可用 2 种抗组胺药同时交替使用,或肌内注射氯苯那敏,每次 10 毫克,每日 1 次;亦可给予镇静药物口服,如地西泮每次 5～10 毫克,每晚 1 次。如上述药物效果不明显,可选用糖皮质激素,如口服泼尼松,每次 5～10 毫克,每日 3次,病情严重的可静脉滴注地塞米松,每次 5～10 毫克,每日 1 次。在应用糖皮质激素后,一旦症状被控制,即应酌情减量、撤除,以防长期使用激素引起的不良反应。

处方 2:

氟轻松霜,外敷(封包),每日 1 次。

转移因子注射液,每次 2 单位,皮下注射,每周 1 次。

本处方适合于慢性湿疹皮炎、皮肤粗糙、增厚、干燥及角化性皮损。外敷药物采用封包疗法:具体方法是将药物薄涂于患处,再用聚乙烯塑料薄膜盖于药物表面,用绷带包扎固定 6～8 小时,每日 1次,以夜间应用为宜。酌情应用 5～7 日。封包疗法可以促进药物透过皮肤,作用持久,其疗效是薄涂的 10 倍。但夏日不宜应用,糜烂渗液者不宜应用。大面积封包要注意药物吸收问题。

外敷药物封包疗法最常用糖皮质激素制剂配成的各种外用药。本类药具有较强的抗炎、抗过敏、免疫抑制及抗增生作用。常用的药物中弱效类有氢化可的松;中效类有地塞米松;强效类有倍氯米松、倍他米松、氟轻松;最强效类有氯倍他索等。将上述不同性能的药物配成一定的剂型(如溶液、霜剂、糊剂、软膏)用于临床,可收到较好疗效。但要注意,长期外用糖皮质激素会产生许多不良反应,如引起皮肤萎缩、毛细血管扩张,诱发或加重皮肤细菌或真菌感染,

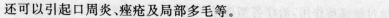

还可以引起口周炎、痤疮及局部多毛等。

转移因子是免疫调节药,本品是从健康人的白细胞提取的小分子肽类物质,是致敏淋巴细胞产生的一种淋巴因子。其作用特点是有选择性地将细胞免疫活性转移给患者,从而提高其细胞免疫功能。一般用于慢性湿疹及异位性皮炎。每次 2 单位,皮下注射(上臂内侧),每周 1 次,1～3 个月为 1 个疗程。注射部位酸胀感明显,偶有一过性发热及皮疹。

严重病例可采用药物局部封闭疗法。去炎松混悬液 10～30 毫克加入 1％利多卡因 2～6 毫升,于皮损基底部做浸润注射,7～10日注射 1 次。每次注射量不宜超过 30 毫克,一般连续注射 2～3次。适用于慢性湿疹。注意注射量过大可造成局部皮肤萎缩、色素减退,以及全身吸收而产生的某些不良反应。皮肤破损或有感染时不用,夏季尽量不用。

2. 中药处方

(1)中成药处方

处方 1:湿毒清胶囊,口服,每次 3～4 粒,每日 3 次。

本处方具有养血润燥,化湿解毒,祛风止痒等功效。适合于皮肤瘙痒症属血虚湿蕴皮肤证者。本处方组成成分有生地黄、当归、丹参、苦参、蝉蜕、黄芩、白鲜皮、土茯苓、甘草。

处方 2:三妙丸,口服,每次 6～9 克,每日 2～3 次。

本处方具有燥湿清热的功效。用于湿热型急性湿疹,主要临床表现为皮损潮红,起水疱,糜烂,边界不清,瘙痒难忍,伴胸闷纳呆,大便干结,小便黄赤,舌苔黄腻,脉滑数。治宜燥湿清热。孕妇慎用。本处方主要由苍术(炒)、黄柏(炒)、牛膝组成。

(2)中药方剂

处方 1:紫归油。紫草 10 克,地骨皮 10 克,丁香 10 克,当归 5克。上药加入 250 克香油中浸 24 小时,用陶瓷缸文火焙焦去渣备用。每日 2～3 次,涂擦局部。10 日为 1 个疗程。

本处方功效是润燥生肌,止痒。用于治疗皲裂性湿疹。

处方2:没银煎液。没药50克,金银花50克。上药加水1 000毫升,煎至500~700毫升,冷却备用。用6~8层纱布浸取药液,以不滴水为度,平敷于患部,每次30分钟,每日3次。小面积皮损可用棉签蘸液涂擦,手足部病变用药液浸泡。

本处方功效是清热解毒,散血化瘀。用于治疗皮肤湿疹、皮炎、足癣。没药水浸剂在试管内对堇色毛癣菌、同心性毛癣菌等多种致病真菌有不同程度的抑制作用。金银花水提物对深红色发癣菌、星形奴卡氏菌等皮肤真菌有不同程度的抑制作用,且有较好的抗炎作用,对大鼠巴豆油性肉芽囊肿有较明显的抗渗出和抗增生作用。

3. 康复处方

(1)绿豆薏仁海带水:绿豆30克,薏苡仁30克,海带15克,水煎服。用于慢性湿疹。

(2)对湿、热、寒冷、日光、丝织品、毛织品、外用药物、化妆品、染料、玩具或油漆家具、肥皂等有过敏者,要尽量避免再次接触。

(3)尽量不要搔抓患处,使皮损尽快修复。

(4)养成良好的卫生习惯,及时清洁皮肤污垢,勤换衣服、被褥、袜子,以提高皮肤的抵抗力。

神经性皮炎

神经性皮炎,又称慢性单纯性苔藓,是以阵发性皮肤瘙痒和皮肤苔藓化为特征的常见慢性皮肤病。多见于成年人,儿童一般不发病。情绪波动、精神过度紧张、焦虑不安、生活环境突然变化是发生本病的主要诱因。本病好发于颈部两侧、项部、肘窝、腘窝、骶尾部、腕部、踝部,亦见于腰背部、眼睑、四肢及外阴等部位。皮损仅限于一处或几处为局限性神经性皮炎;若皮损分布广泛,甚至泛发于全

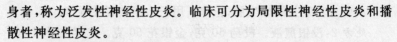

身者,称为泛发性神经性皮炎。临床可分为局限性神经性皮炎和播散性神经性皮炎。

1. 西药处方

处方 1:20％尿素霜,20 克,外搽。

本处方适合于神经性皮炎。

处方 2:曲安西龙(去炎松)尿素软膏,10 克,外用。

本处方适合于神经性皮炎。

处方 3:皮炎平软膏,20 克,外搽。

本处方适合于神经性皮炎。

处方 4:哈西奈德(氯氟舒松)霜,10 克,外搽。

本处方适合于神经性皮炎。

2. 中药处方

(1)中成药处方

处方 1:皮肤病血毒丸,口服,每次 20 粒,每日 2 次。

本处方具有清血解毒,消肿止痒的功效。用于经络不和,湿热血燥引起的风疹,湿疹,皮肤刺痒,雀斑粉刺,面赤,疮疡肿毒,脚气疥癣,头目眩晕,大便燥结。孕妇忌服。感冒期间停用。

处方 2:冰黄肤乐软膏,外用,涂搽患处。每日 3 次。

本处方具有清热燥湿,活血祛风,止痒消炎的功效。用于湿热蕴结或血热风燥引起的皮肤瘙痒;神经性皮炎、湿疹、足癣及银屑病等瘙痒性皮肤病见上述症候者。治疗期间忌酒等辛辣发物。

(2)中药方剂

处方 1:复方斑蝥酊。斑蝥 10 克,蜈蚣 10 克。上药用 75％乙醇 1 000 毫升浸泡 1 周后去渣取液,加入水杨酸 30 克,樟脑 10 克,薄荷 10 克。用毛笔蘸少许药液,外涂患处,早晚各 1 次。涂时只要 1 次涂遍即可,不可反复擦之,否则易起疱。2 个月为 1 个疗程。使用本品局部可有轻度疼痛或灼热感,个别患者出现水疱,可停药数日使水疱吸收,或将水疱穿破放液,涂以甲紫,外敷消毒纱布,待结痂后可继续用药。

本处方功效是攻毒蚀疮，化瘀散结。用于治疗神经性皮炎。此法见于唐代王焘所著《外台秘要方》，原书采用斑蝥微炒研末，蜜调涂敷，治疗干癣积年生痂。眼周、口周及会阴部皮肤慎用。

处方2：外用皮炎液。水蛭12克，白矾30克，硫黄30克，石菖蒲20克，斑蝥6克。将上药用56度白酒2500毫升浸泡半个月后过滤，滤液封存备用。用药前用温开水洗净局部，直至局部微热为止，用药后勿洗局部。每日3～4次，用药至局部症状消失，肥厚皮损痊愈，肤色正常后再用药10日。

本处方功效是破血逐瘀，解毒止痒。用于治疗神经性皮炎。

3. 康复处方

(1)韭菜大蒜外用方：韭菜、大蒜各30克。将上2味洗净，共捣烂，以布包之，烘热后用力擦患处。每日2次，连用7日。具有破瘀除湿，解毒散血的功效。

(2)丝瓜叶外用方：鲜丝瓜叶适量。将丝瓜叶洗净，捣烂如泥，涂擦患处，直至局部发红，甚至隐隐见血为止。每周1次，连用2～3次。具有清热，凉血，解毒的功效。适用于风热型神经性皮炎。

(3)陈醋外用方：陈醋适量。用陈醋涂搽患处，每日2～3次。具有解毒杀虫，散瘀止血的功效。适用于血燥型神经性皮炎。

银屑病

银屑病是免疫介导的多基因遗传性皮肤病，多种环境因素如外伤、感染及药物等可诱导易感患者发病。银屑病的典型临床表现为鳞屑性红斑或斑块，局限或广泛分布。20％～30％患者伴有关节损害，中、重度银屑病患者患代谢综合征和动脉粥样硬化性心血管疾病的风险增加。银屑病严重影响患者的生活质量，目前的治疗措施虽然有效,但不能达到长期的缓解。

根据银屑病的临床特征,可分为寻常型银屑病、关节病型银屑病、脓疱型银屑病、红皮病型银屑病。

1. 西药处方

处方1:艾力可片,口服,每次20毫克,每日2次。

本处方适合于银屑病。

处方2:1∶20 000芥子气软膏,外搽,每日1次。

本处方适合于寻常型银屑病。寻常型银屑病外用角质促成剂,如芥子气软膏、地蒽芬软膏,应从低浓度开始使用,逐渐选用高浓度的制剂,注意勿用于头面部、外阴等皮肤薄嫩部位。若对药物有刺激反应引起发红、肿胀等,应即改用糖皮质激素类外用药。

处方3:新亚富龙液,外用患处。

本处方适合于寻常型银屑病。

处方4:他扎罗汀软膏,外用患处。

本处方适合于寻常型银屑病。

处方5:10%硼酸软膏,外用,每日1次。

本处方适合于红皮病型银屑病。红皮病型银屑病,一般也伴有全身症状,如畏寒、发热等,应加强对症支持治疗,并选用适当抗生素,注意水电解质平衡及保护心、肝、肾等重要脏器。外用药物应选用温和、刺激性小的药物。

处方6:炉甘石洗剂,外搽,每日2次。

本处方适合于脓疱型银屑病。脓疱型银屑病,一般伴有全身症状,如畏寒、发热等,应加强对症支持治疗,并选用适当抗生素,注意水电解质平衡及保护心、肝、肾等重要脏器。外用药物应选用温和、刺激性小的药物。

2. 中药处方

(1)中成药处方

处方1:克银丸,口服,浓缩大蜜丸每次2丸(每丸10克),或浓缩小蜜丸每次 1 袋(每袋 20 克),每日 2 次,重症可适当加量服用。

本处方具有清热解毒,祛风止痒的功效。用于血热毒盛型(相当于进行期)银屑病,主要表现为皮肤出现点状或片状红色丘疹,色泽鲜明,可逐渐融合成片,表面有多层银白色鳞屑,瘙痒剧烈,瘙后露出红皮或小出血点,病程较短,新疹不断出现,舌质红,苔黄,脉弦数。治宜凉血解毒,疏风清热。本处方主要由土茯苓、白鲜皮等组成。

处方 2:银屑灵冲剂,口服,每次 1 袋(重 15 克),每日 2~3 次。

处方具有清热利湿,解毒消肿,祛风止痒的功效。用于血热毒盛型(相当于进行期)银屑病。本方久病阴伤血燥者忌服。本处方主要由土茯苓、菝葜等组成。

处方 3:大黄䗪虫丸,口服,水蜜丸每次 3 克,或小蜜丸每次 3~6 克,或大蜜丸每次 1~2 丸(每丸 3 克),每日 1~2 次。

本处方具有活血破瘀、通经消痞的功效。用于气血瘀滞型,主要表现为皮肤起暗红色斑点或丘疹,上覆银白色鳞屑,触之棘手,鳞屑虽厚,易于剥落,露出云母片状的厚屑,刮去此厚屑,露出暗红色半透明薄膜,再去此膜,见众多小出血点,舌质紫暗或有瘀点、瘀斑,苔薄,脉涩。治宜活血化瘀,疏风通络。孕妇禁用,皮肤过敏者停服。本处方主要由熟大黄、土鳖虫(炒)、水蛭(制)、虻虫(去翅足并炒)、蛴螬(炒)、干漆(煅)、桃仁、苦杏仁(炒)、黄芩、地黄、白芍、甘草组成。

(2)中药方剂

处方 1:搜风解毒汤。土茯苓 30 克,白鲜皮 15 克,金银花 15 克,薏苡仁 15 克,防风 15 克,木通 15 克,木瓜 15 克,皂角刺 15 克。每日 1 剂,水煎服。

本处方功效是清热解毒,利湿祛风。用于治疗寻常型银屑病。

处方 2:解毒活血汤。蒲公英 15 克,板蓝根 15 克,七叶一枝花 15 克,白花蛇舌草 15 克,三棱 10 克,莪术 10 克,白蒺藜 10 克,龙葵

10克。每日1剂,水煎2次,早晚分服。4周为1个疗程。

本处方功效是清热解毒,活血祛风。用于治疗银屑病。

3. 康复处方

(1)保持乐观的情绪,树立战胜疾病的信心。本病是可以临床治愈的,在皮疹得到控制之后要保持心情开朗、情绪稳定和生活规律。

(2)明确以往复发的诱因,注意设法避免。若有扁桃体炎、咽炎、上呼吸道感染,应积极治疗。避免各种强烈的刺激如创伤、染发、纹身等。

(3)饮食要合理化,不挑食、不偏食、忌烟酒。可多吃富含维生素和微量元素锌的食物。

(4)多晒太阳(光敏性银屑病除外),尽量让皮肤多接受阳光,多在户外锻炼,积极锻炼身体。

痤 疮

痤疮,是青春痘的另一个名字,它是青春期常见的一种毛囊皮脂腺的慢性炎症性疾病,是因青春期性腺成熟、睾酮分泌增加、皮脂腺代谢旺盛、排泄增多,过多的皮脂堵住毛囊口,经细菌感染而引发炎症所致,具有一定的损容性。各年龄段人群均可患病,但以青少年发病率为高。

1. 西药处方

处方1:氯洁霉素霜,外搽。

本处方适合于寻常性痤疮。在患处涂一薄层,每日2次。不良反应为皮肤干燥,红斑和刺痛感。

处方2:

保肤灵,口服,每次40毫克,每日2次。

氯洁霉素霜,外搽,每日 2 次。

本处方适合于寻常痤疮,药物治疗方案是内服药再加用一种外用药。常用方案有:

(1)内服维甲酸类＋外用氯洁霉素霜,如处方 2。

(2)内服抗生素制剂＋外用维 A 酸类。

(3)内服糖皮质激素制剂＋外用维 A 酸类。

维 A 酸类是一组与天然维生素 A 结构类似的药物。口服可使皮脂暂时减少 80%～90%,并能减轻毛囊漏斗部角化,疗效确切。目前常用的有 13-顺维 A 酸(保肤灵),主要用于治疗囊肿性痤疮、酒渣鼻等。每日 0.5～1 毫克/千克,分 2 次口服。异维 A 酸开始量为每日 40～80 毫克,取得显著疗效后减量维持,需服用 3～4 个月。本药有致畸作用,育龄期男女服药期间要避孕,停药半年后方可怀孕。

以结节、囊肿性损害为主或皮损数量较多、炎症明显的重症患者,内服抗生素首选美满霉素(米诺环素),每日口服 0.1 克,炎症消退后减为每日 0.05 克。四环素开始为每日 2 克,炎症明显消退后减至每日 0.25～0.5 克,连续服用数周。四环素类药物均有光敏性,一旦发生光敏性皮炎应立即停药,也可选用红霉素。

糖皮质激素对严重的结节性、囊肿性及聚合性痤疮患者有一定疗效,如口服泼尼松每日 30～40 毫克。对个别皮损特别严重者可用曲安奈德混悬液(20 毫克)或泼尼松龙混悬液(5 毫克)加 2%普鲁卡因少量,给予结节性、囊肿性损害内注射,每周 1 次,连续 3～4 次。也可用长效糖皮质激素制剂皮损内注射,每月 1 次。

对于女性患者,每于月经前痤疮明显加重的,可于行经期第一日开始服醋酸环丙孕酮(达英-35),连续服用 21 日。以前常用黄体酮和己烯雌酚的内分泌疗法,可引起内分泌紊乱,现不主张应用。

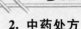

2. 中药处方

(1)中成药处方

处方1:连翘败毒片(丸、膏滋),口服,片剂每次5片,每日3次;或丸剂每次9克,每日2次;或膏滋每次15克,每日2次。

本处方具清热解毒,消肿止痛的功效。用于肺胃热盛型,表现为颜面部有散在性与毛囊一致的丘疹,大小如粟粒,可挤出白粉色油状物,皮疹以鼻、口周围为多见,亦可出现在背部和前胸,偶见黑头粉刺,月经前后皮疹增多,伴有食多,口鼻干燥,口臭,大便干,舌红,苔薄,脉细数。治宜清热解毒。孕妇忌服,脾胃虚弱不宜服。本处方主要由连翘、金银花、大黄、栀子、黄芩、木通、蒲公英、紫花地丁、天花粉、玄参、浙贝母、赤芍、桔梗、防风、白芷、白鲜皮、蝉蜕、甘草组成。

处方2:五苓散,口服,每次6~9克,每日2次。

本处方具有温阳化气,利湿行水的功效。用于脾虚痰湿型,表现为皮疹结节、囊肿,常伴见不思饮食,腹部胀闷,口中黏腻,恶心,肢体困重,甚至水肿,妇女白带增多,大便溏薄,舌淡或胖,苔白滑或白腻,脉滑。治宜健脾渗湿。本处方主要由茯苓、泽泻、猪苓、肉桂、白术(炒)组成。

(2)中药方剂

处方1:祛痤散。大黄、雄黄、白芷各等份。上药研细末,用凉开水调化,每晚涂于皮损部位。14日为1个疗程。痒甚者加醋1滴。

本处方功效是清热解毒,祛风散瘀。用于治疗痤疮。

处方2:清痤汤。蒲公英30克,白花蛇舌草30克,生山楂30克,虎杖24克,败酱草24克,透骨草24克,茵陈24克,制大黄15克,生薏苡仁15克,黄连10克,生甘草8克。每日1剂,水煎2次,早晚分服。痤疮丘疹色红、顶端有黄色脓头者,加黄芩、七叶一枝花;痤疮壁厚质地较硬者,加三棱、莪术、皂角刺;痤疮增大,且有囊性感者,加浙贝母、昆布、海藻;皮脂较多者,加茯苓、陈皮、苦参。

本处方功效是清热解毒,化瘀利湿。用于治疗痤疮。

3. 康复处方

(1)薏苡仁绿豆汤:取薏苡仁 50 克,绿豆 20 克,两物同煮成粥,每日分 2 次服。功效是清热利湿。适用于肺热上蒸型。

(2)海带绿豆杏仁汤:海带 15 克,绿豆 10 克,甜杏仁 9 克,玫瑰花(布包)6 克,红糖适量。将以上诸物同煮,去玫瑰花后喝汤,食绿豆、海带、甜杏仁,每日 1 剂。功效是解瘀散结。适用于气滞痰凝、血瘀不畅型痤疮。

(3)枸杞子:新鲜枸杞子适量,将其打烂后,涂于面部,每天涂 1～2 次,7～10 天后可见明显好转。

脱　发

脱发是指头发脱落的现象。正常脱落的头发都是处于退行期及休止期的毛发,由于进入退行期与新进入生长期的毛发不断处于动态平衡,故能维持正常数量的头发。病理性脱发是指头发异常或过度的脱落,其原因很多。

脱发主要分 3 种类型:一种是神经性脱发,一种是脂溢性脱发,再就是两者的混合,也有人将脱发分为男性脱发、女性脱发、斑秃、先天性脱发、外伤性脱发、毛发周期性紊乱等许多种类型。

1. 西药处方

处方 1:非那雄胺,口服,每次 1 毫克,每日 1 次。

本处方适合于脱发的治疗。非那雄胺是一种合成的甾体类化合物,它是雄激素睾酮代谢成为双氢睾酮过程中的细胞内酶Ⅱ型 5α 还原酶的特异性抑制药。口服 1 毫克/次,1 次/日,4 个月为 1 个疗程。非那雄胺能抑制头皮毛囊变小,逆转脱发过程。

处方 2：

维生素 B$_6$，口服，每次 20 毫克，每日 3 次。

胱氨酸，口服，每次 2 片，每日 3 次。

辅酶 Q10 胶囊，口服，每次 1 粒，每日 3 次。

本处方适合于脱发的治疗。

2. 中药处方

(1)中成药处方：滋补生发片，按说明书服。

本处方适合于治疗斑秃和脂溢性脱发，效果良好。

(2)中药方剂

处方 1：雷公藤酊。雷公藤 65 克洗净晾干后，切成 1～1.5 厘米长小段或切成饮片，浸泡于 60 度白酒(或酒精)500 毫升中，摇匀后将容器密闭 1 个月后，过滤去渣即成酊剂，外擦患处，以患处头皮局部有微热感为度，每日擦 3 次以上，1 个月为 1 个疗程。

本处方功效是清热祛风，活血通络。用于治疗斑秃。

处方 2：生发酊。鲜侧柏叶 50 克，闹羊花 20 克，骨碎补 20 克。上药用 85% 酒精 100 毫升浸泡 2 周，去渣滤液备用。用棉签蘸液反复外擦，每日 3～5 次，每次 1～5 分钟，连续半年以上，直至病愈。

本处方功效是除脂、止痒、生发。用于治疗脂溢性脱发。

3. 康复处方

(1)三黑粥：黑芝麻 30 克，核桃仁 20 克，黑豆 30 克，黑米 50 克。以上 4 料共煮粥服，可补肝肾，益气血，长期服用，防治脱发效果好。

(2)首乌大枣粥：何首乌 50 克，大枣 10 枚，大米 60 克。以上 3 料共煮粥服食，可补肝肾，益气血，防脱发，黑须发，美容颜。

(3)盐水洗浴疗法：食盐 15 克，加入 1 500 毫升温开水中，搅拌均匀，每周洗头 2 次。

(4)食醋洗浴疗法：食醋 100 毫升，加热水 200 毫升，趁热洗头，3 日 1 次。

(5)桑根白皮10克,水2 000毫升,将桑根白皮放入水中煎开,趁热洗头。

股　癣

股癣是指腹股沟、会阴、肛周和臀部的皮肤癣菌感染,属于发生在特殊部位的体癣。本病夏秋季节多发。肥胖多汗、糖尿病、慢性消耗性疾病,以及长期应用糖皮质激素或免疫抑制剂者是易感人群。本病好发生于腹股沟部位,也常见于臀部,单侧或双侧发生。基本皮损与体癣相同。由于患处透气性差、潮湿、易摩擦,常使皮损炎症明显,股癣皮损的下缘较显著,上缘不清晰,皮损可散在或重叠,瘙痒显著。本病以外用抗真菌药治疗为主,皮损泛发或外用药疗效不理想,可考虑系统药物治疗。

1. 西药处方

处方1:咪康唑霜(达克宁霜)外涂,每日2次。

本处方适合于股癣。股癣一般单纯外用药物即可。

处方2:伊曲康唑胶囊(斯皮仁诺)200毫克,餐后立即服,每日1次。

本处方适合于股癣。伊曲康唑、特比萘芬为新型口服抗真菌药,治疗体、股癣疗程均为1周,注意肝功能。患者衣裤应煮沸消毒,并日晒。保持皮肤干燥、透气可减少皮肤真菌感染复发。避免滥用糖皮质激素、免疫抑制药等。

2. 中药处方

(1)中成药:皮肤康洗液,取适量药液直接涂抹于患处,有糜烂面者可稀释5倍量后湿敷,每日2次。

本处方具有清热解毒,凉血除湿,杀虫止痒的功效。主治湿热阻于皮肤所致湿疹,见有瘙痒、红斑、丘疹、水疱、渗出,糜烂等和湿热下注所致阴痒,白带过多。适用于皮肤湿疹及各类阴道炎见有上述症状者。

(2)中药方剂

处方1:复方苦参酊。苦参200克,地榆200克,胡黄连200克,地肤子200克。上药用75%乙醇1 000毫升浸泡1周,纱布过滤,其滤出液再加75%乙醇至1 000毫升,使每100毫升乙醇中含上药各20克。用本品外搽,每日3次,连用2周为1个疗程。

本处方功效是清热燥湿,杀虫止痒。用于治疗体癣、股癣、足癣、手癣。抗真菌实验表明,本方4味药中,苦参和胡黄连作用较强,地榆次之,而地肤子只对红色毛癣菌有抑制作用。体癣、股癣、足癣、手癣均为皮肤真菌感染,只是由于皮损发生部位不同,故有不同命名。

处方2:股癣汤。蛇床子20克,白头翁20克,生黄精20克,藿香15克,黄柏10克。每日1剂,水煎取药液加食醋25毫升,外洗患处,每日1～2次,每次20～30分钟。另外,配合雄黄膏外搽。

本处方功效是清热燥湿,杀虫止痒。用于治疗股癣。

处方3:麦芽酒精搽剂。生麦芽40克。生麦芽加入75%乙醇100毫升,浸泡1周,取上清液,过滤,得橙黄色澄明液体备用。每日2次,外搽患处,连续用4周即可。

本处方功效是抑菌止痒。用于治疗股癣、手足癣、花斑癣。花斑癣为一种皮肤浅表角质层轻度真菌感染,多见于多汗的男性青年,俗称"汗斑"。大麦芽中分离出的大麦芽碱类物质具有抗真菌作用。本溶液对红色毛癣菌抑制作用最为明显。

3. 康复处方

(1)经常清洗、消毒内裤,并保持外阴部的清洁。

(2)蜡梅树嫩叶5片,洗净揉碎,涂擦患处,每日2次。

(3)本病有传染性,搔抓患处后,不宜再抓他处,并保持指甲清洁。

手 足 癣

手癣又称掌风,为发生在手掌、手指外的光滑皮肤的浅部真菌感染,多继发于足癣。拇指往往是最先发病的部位,皮疹主要表现为片状红斑,春夏加重,秋冬明显缓解;夏季这些部位可出现水疱,水疱干燥后形成环状鳞屑,伴有不同程度的炎症和瘙痒。

足癣又名香港脚,是致病真菌感染足部所引起的最常见浅部真菌病菌,本病主要病原菌是红色毛癣菌、絮状表皮癣菌、石膏样毛癣菌和玫瑰色毛癣菌等。本病较顽固,病程较长。

手癣和足癣夏秋季发病率高,常表现为夏重冬轻或夏发冬愈。多累及成年人,男女比例无明显差别。足癣多累及双侧,经常由一侧传播至对侧,而手癣常见于单侧。根据临床特点差异,将手足癣分为:水疱鳞屑型、角化过度型、角化过度型3种类型。

本病以外用药物治疗为主,疗程一般需要1~2个月;角化过度型手足癣或外用药疗效不理想者,可考虑系统药物治疗。

1. 西药处方

处方1:复方苯甲酸搽剂,外搽,每日2次。

本处方适用于病情较轻的水疱型和浸渍糜烂型手足癣。

处方2:2%咪康唑霜,外涂,每日2次。

本处方适用于病情较轻的水疱型和浸渍糜烂型手足癣。

处方3:3%克霉唑霜,外涂,每日2次。

本处方适用于病情较轻的角化过度型的手足癣。

处方4:1%联苯苄唑霜,外涂,每日2次。

本处方适用于病情较轻的角化过度型和浸渍糜烂型的手足癣。

2. 中药处方

(1)中成药处方:脚气散,外用,取本品适量撒于患处。

本处方具有燥湿,止痒的功效。用于脚癣,趾间糜烂,刺痒难忍。不适用于角化过度型足癣、丘疹鳞屑型足癣。

(2)中药方剂

处方 1:阿矾石癣粉。阿司匹林 3 份,枯矾 1 份,炉甘石 0.5 份。上药研成细粉混合均匀,待用。患足先用温热水泡洗,后用小棉球蘸取癣粉,趁潮湿扑撒患处。每日早晚各 1 次,7 日 1 个疗程。水疱型要将水疱刺破;患部干燥者可将药粉加水搓成糊状涂抹;注意及时清除溶脱的角质层;合并感染者加用抗生素。

本处方功效是清热燥湿,杀虫止痒。用于治疗足癣。方中阿司匹林有抑制真菌的作用,枯矾有杀虫止痒、兼有燥湿收敛作用,炉甘石有收湿敛疮作用。注意在用药期间需穿布鞋、厚密袜。

处方 2:大风子液。大风子(捣)31 克,木鳖子(捣)31 克,地骨皮 31 克,皂角刺 31 克。将上药放入容器中,用陈醋浸泡,以醋能淹没手背为度,48 小时后即可使用。使用过程中消耗的醋液可随时添加。将手洗净,擦干,放入药液中浸洗,每次 30～60 分钟,洗毕,直接用毛巾将手上醋液擦干即可。每日浸洗 1～2 次,15 日为 1 个疗程。

本处方功效是攻毒杀虫,祛风止痒。用于治疗手癣。注意方中大风子含大风子油,有毒,不能入口。

3. 康复处方

(1)羊蹄酒:羊蹄跟 300 克,白酒 600 毫升。将羊蹄跟洗净剁碎,置容器中,加入白酒,密封浸泡 7 日后去渣即成。涂患处,可清热解毒、止痒,适用于手足癣。若已破溃者禁止选用。

(2)苦参黄柏洗剂:苦参、黄柏各 50 克。以上 2 味切碎,用纱布包好,置容器内,加水 1 000 毫升,浸泡 20 分钟后煮半个小时停火,待温度下降至 40℃左右,取出药袋。取汁温洗患处,每日 3～4 次,每次 20 分钟,可连用 1 周左右。清热解毒。适用于热毒流注,脚气痒痛者。

十五、传染科常见病处方

病毒性肝炎

病毒性肝炎是由多种肝炎病毒引起的,以肝脏损害为主要表现的一组全身性传染病,具有传染性强、传播途径复杂、流行广泛、发病率较高等特点。目前按病原学明确分类的有 5 种:甲型肝炎病毒(HAV),乙型肝炎病毒(HBV),丙型肝炎病毒(HCV),丁型肝炎病毒(HDV)和戊型肝炎病毒(HEV)。其中甲型和戊型主要表现为急性肝炎,一般不转为慢性,乙型、丙型和丁型肝炎主要表现为慢性肝炎并可发展为肝硬化和肝细胞癌。各型病毒性肝炎的临床表现相似,以疲乏、食欲减退、厌油、肝功能异常为主,部分病例出现黄疸。

1. 西药处方

处方 1:

甘草酸二胺注射液,每次 150 毫克,静脉滴注,每日 1 次。

垂盆草冲剂,口服,每次 10 克,每日 3 次。

门冬氨酸钾镁,口服,每次 0.3 克,每日 3 次。

本处方适合于急性肝炎。处方中选用甘草酸二胺,能减轻肝细胞变性坏死,抑制纤维化形成,促使肝功能恢复。垂盆草冲剂对降低丙氨酸氨基转移酶有确切的疗效,是目前被公认的降低丙氨酸氨基转移酶较好的药物。门冬氨酸钾镁对急性肝炎患者,能改善乏力症状与肝功能恢复。

伴有黄疸者,可加用茵栀黄注射液 10～20 毫升,稀释后静脉滴注,每日1次,也可以用茵陈黄疸冲剂口服。如为戊型肝炎伴有明显胆汁淤积者,可使用腺苷蛋氨酸500~1 000毫克,稀释后静脉注射或静脉滴注,每日1次。食欲下降、呕吐频繁者,可静脉滴注10%葡萄糖注射液1 000~1 500毫升,以及维生素C 2克和10%氯化钾10~20毫升。

急性乙型肝炎和丙型肝炎患者可按甲肝治疗,但由于有发展为慢性的潜在危险,也可视情况进行早期抗病毒治疗。

处方2:

联苯双酯,口服,每次6粒,每日3次。

垂盆草冲剂,口服,每次10克,每日3次。

维生素C,口服,每次300毫克,每日3次。

肝泰乐,口服,每次0.2克,每日3次。

本处方适合于慢性迁延性肝炎。药物治疗方案基本上是以护肝治疗为主,加一些非特异性护肝药物。

护肝治疗一般选用2~3种。其他药物有齐墩果酸片40毫克,每日3次口服;亦可用复方益肝灵、复方垂盆草冲剂等。这些药虽具有护肝作用,但停药后易产生丙氨酸氨基转移酶反跳,故显效后应注意逐渐停药。

一些非特异性护肝药物可作为辅助治疗,但用药不宜过多,选用两三种即可。包括维生素类如维生素C、维生素E、维生素K_1、复合维生素B、维康福、施尔康等;促进解毒功能的药物如肝泰乐,维丙胺(50~75毫克,每日3次口服)等。促进能量代谢药物如三磷腺苷、辅酶A、肌苷等。蛋白质合成药物如肝安干糖浆(1袋,每日3次);5%水解蛋白(500毫克静脉滴注,每周2~3次,4周为1个疗程)。

处方3:

干扰素,每次500单位,肌内注射,隔日1次。

拉米夫定,口服,每次100毫克,每日1次。

本处方适合于慢性活动性肝炎的抗病毒治疗。慢性活动性肝炎除护肝治疗外，还应抗病毒治疗和免疫调节治疗。抗病毒治疗主要用于慢性乙肝有病毒复制指标患者，乙肝病毒脱氧核糖核酸（HBV-DNA）定量法阳性（按各试剂说明），HBeAg 阳性者。

干扰素抗病毒主要是通过机体免疫系统起作用，疗效持久，疗程明确，可提高生存率，减少肝硬化和肝癌患病率等效果。一般连续用 15～20 周。干扰素的不良反应很多，尤其是进口的干扰素，常见的有流感样综合征症状，白细胞、血小板下降等。医生必须熟悉干扰素的不良反应。新上市的聚乙二醇化干扰素（长效干扰素），已成为了医药市场的"明星"。这种药只需 1 周注射 1 次，如果经济条件允许，应为首选。

拉米夫定口服方便，迅速抑制病毒，从短期的疗效来看，对于乙肝病毒脱氧核糖核酸（HBV-DNA）转阴率可达 90％以上，但对乙肝病毒 e 抗原（HBeAg）的阴转率效果不及干扰素。与干扰素合用能明显提高疗效。值得指出的是拉米夫定并非神药，它并未完全解决乙肝的难题，诸如停药后的"反弹"、病毒的变异、远期疗效尚无定论等。这也是强调拉米夫定与干扰素合用的重要原因。

2. 中药处方

（1）中成药处方

处方 1：鳖甲煎丸，大蜜丸每次 2 丸，小蜜丸每次 6 克，每日 2～3 次，温开水送服。

本处方具有活血化瘀，软坚散结的功效。适合于病毒性肝炎。现代医学证明，鳖甲煎丸具有抗肝纤维化作用，抑制结缔组织增生作用，另外还有免疫调节作用。

处方 2：急肝退黄胶囊，成人每次 4 粒（每粒 0.25 克），每日服 3 次；7～12 岁小儿每次服 2 粒；3～7 岁小儿每次服 1 粒，温开水送服，或用茵陈 20～30 克煎汤送服。

本处方具有清热利湿的功效。用于湿热蕴结证，表现为皮肤颜色变黄、目黄、尿黄赤、脘腹满闷、纳呆、恶心或呕吐、肝区胀痛,可有发热身重,舌红,苔黄白而腻或黄干,脉弦数或滑数。多见于急性黄疸型肝炎。

处方3:乙肝扶正胶囊,口服,每次4粒(每粒0.25克),每日3次;6～10岁小儿每次服2粒,6岁以下小儿每次服1粒。

本处方具有滋养肝肾的功效。用于肝肾阴虚证,表现为肝区隐痛不适,腰膝酸软,全身乏力,心悸气短,头晕纳少,口干便结,五心烦热,午后低热,舌红,少苔,脉弦细无力。多见于慢性肝炎久治不愈者。

(2)中药方剂

处方1:鸡骨草汤。鸡骨草30克,板蓝根45克,茵陈45克,红糖50克。每日1剂,水煎2次,分2次服。

本处方功效是清利湿热,解毒退黄。用于治疗急性黄疸型肝炎。方中鸡骨草为豆科植物广东相思子或毛鸡骨草的带根全草。鸡骨草味微苦,性凉,归肝、胃经,能清热利湿,民间用于治疗急性传染性肝炎有效,对慢性肝炎效果欠佳。

处方2:益气活血方。黄芪30克,茯苓30克,丹参30克,赤芍30克,生山楂30克,大黄15克。小儿药量酌减,每日1剂,水煎2次,混合后早晚2次分服,30日为1个疗程。

本处方功效是益气活血。用于治疗气虚血瘀型慢性病毒性肝炎。临床症状主要为纳差,乏力,肝脾肿大,腹胀,肝区不适等。本方药物选择严谨,既符合中医药理论及其用药法则,又满足药理研究的作用机制。其中黄芪、茯苓、丹参补气养血,固本扶正;赤芍凉血活血,祛瘀生新;生山楂消食活血软坚;大黄通腑攻下,活血破瘀。本方能较好地消除或缓解临床症状,降酶退黄,提高白蛋白和缩短凝血酶原时间,改善肝功能,促进肝细胞恢复,具有抑制乙肝病毒复制的作用,且能较好地双向调节机体免疫功能。

处方3:芳化愈肝汤。茵陈40克,茯苓15克,白豆蔻6克,杏仁

10克,薏苡仁20克,厚朴10克,半夏10克。每日1剂,水煎,2次分服。

本处方功效是清热利湿,行气化浊。用于治疗急性病毒性黄疸型肝炎。本方是在三仁汤的基础上加减而成,具有宣通气机,清利湿热的功效;方中以茵陈为主药,取其保肝、利胆和退黄的作用。

处方4:加味一贯煎。沙参15克,麦冬10克,当归10克,川楝子10克,生地黄10克,枸杞子12克,白芍12克,郁金10克。每日1剂,水煎2次,分次服用。

本处方功效是滋阴柔肝,疏肝达郁。治疗慢性肝炎肝肾阴虚证,症见两胁隐痛,头昏,面色黧黑或不泽,口干而渴,大便秘结,睡眠较差,脉弦细或数,舌赤或暗红、苔薄黄等。一贯煎中用川楝子疏肝行气,但川楝子苦寒,有小毒,所含川楝素对实验动物肝脏有损害作用。因此,对于肝炎或有肝损害的患者,在需用一贯煎时对川楝子一药用之宜慎,剂量不宜过重,服用时间不宜过久。有治慢性肝炎肝阴不足者,常用一贯煎加减,多以生麦芽易川楝子,值得临床参考。值得注意的是,对肝炎湿热内盛者应忌用。

3. 康复处方

(1)薏仁赤豆茯苓粥:薏苡仁50克,赤小豆50克,茯苓20克,加大米煮粥吃。

(2)足疗方:茵陈50克,丁香12克。将上药水煎取汁,擦前胸、周身、四肢及双足心,以汗出为佳,每日1～2次,每剂2～4次,10日为1个疗程,病愈停用。

细菌性痢疾

细菌性痢疾简称菌痢,是由志贺菌(也称痢疾杆菌)引起的肠道传染病。菌痢主要通过消化道传播,终年散发,夏、秋季可引起流行。其主要病理变化为直肠、乙状结肠的炎症与溃疡,主要表现为腹痛、腹泻、排黏液脓血便及里急后重等,可伴有发热及全身毒血症状,严重者可出现感染性休克和(或)中毒性脑病。由于志贺菌各组及各血清型之间无交叉免疫,且病后免疫力差,故可反复感染。一般为急性,少数迁延成慢性。

1. 西药处方

处方1:

环丙沙星片,口服,每次200毫克,每日2次。

卡那霉素注射液,每次0.5克,每日3次肌内注射。

本处方适合于急性菌痢。一般治疗如卧床休息,消化道隔离,饮食以少渣易消化流食、半流食,保证水分、电解质及酸碱平衡,脱水轻者可给口服补液,严重吐泻者则静脉滴注葡萄糖生理盐水,酸中毒者可采取静滴碱性液等措施。药物治疗的基本方案是进行规范的抗病原治疗。

近年来,志贺菌属耐药菌株不断增加,且呈多重耐药,故用药时应参考细菌培养的药敏情况选择用药。在药敏结果未出来之前通常选用喹诺酮类。本类药物具有杀菌作用,是细菌性痢疾治疗的首选药物。此类药与其他抗菌药物无交叉耐药,因此对质粒传递的耐药菌株亦可取得良好疗效。常用制剂有诺氟沙星(氟哌酸),对革兰阴性菌的作用超过第二代头孢菌素,治疗菌痢效果肯定,细菌对本药不易产生耐药性。口服剂量为每次0.2～0.4克,每日4次,疗程5～7日。培氟沙星200～300毫克,每日2次;氧氟沙星200毫克,每日2次,或左旋氧氟沙星100～200毫克,每日2次。此类药物起效快,在肠道内维持较高浓度,不良反应轻,偶有恶心、呕吐、头晕、皮疹等。因其对胎儿及小儿骨骼生长有抑制作用,故孕妇及小儿不宜选用。

80%以上患者服用上药后均有效。对耐药菌株或重症患者可改用氧氟沙星静脉滴注,病情好转改为口服。

处方 2：0.5％普鲁卡因 100 毫升，阿米卡星 0.5 克，地塞米松 1 毫克。以上 3 药混合后保留灌肠，每晚 1 次。

本处方适合于慢性菌痢。药物治疗基本方案主要是抗病原治疗，一般采用联合用药。慢性菌痢应做病原菌分离及药敏试验，以便合理选择有效抗菌药物。无条件做药敏试验，应选用以往未用过的抗菌药物。可联合应用 2 种不同类型抗菌药物，疗程要充足，需重复 2～3 个疗程。常常采用保留灌肠。

与阿米卡星效果相似的有 0.5％卡那霉素或 0.3％黄连素或 5％大蒜液，每次 100～200 毫升，每日 1 次，10～14 日为 1 个疗程，可交替应用。在灌肠液内加用小量糖皮质激素，可增加其渗透作用。

慢性菌痢长期应用抗菌药物者，易出现肠道菌群失调，可用乳酸杆菌或双歧杆菌制剂进行纠正。

2. 中药处方

(1) 中成药处方

处方 1：香连化滞丸，每次 2 丸，每日 2～3 次，温开水送服。7 岁以上儿童服成人 1/2 量。

本处方具有清热祛湿，行气导滞的功效。用于湿热痢，表现为痢下赤白脓血，稠黏气臭，腹胀腹痛，里急后重，肛门灼热，口苦干黏，胸脘痞闷、小便短赤，舌红、苔黄腻，脉滑数。忌生冷油腻食物，孕妇忌用。

处方 2：金不换正气散，口服，每次 6～9 克，每日 2～3 次。

本处方具有温化寒湿，行气导滞的功效。用于寒湿痢，表现为痢下白多赤少，或纯为白胨，腹部冷痛，里急后重，胸闷纳呆，口黏不渴，头重身困，舌淡苔白腻，脉濡缓。

处方 3：驻车丸，口服，每次 6～9 克，日服 3 次。

本处方具有养阴清肠的功效。用于阴虚痢，病程较长，痢久不愈，下痢赤白脓血，黏稠如胨，量少难出，腹痛较轻，里急后重，可伴低热、心烦、口干,舌红绛少苔、脉细数。

(2)中药方剂

处方1:香参丸。苦参1 200克,广木香600克,生甘草150克。上药共研细末,水泛为丸。每日服3次,每次6.5克。

本处方功效是清热解毒,燥湿行气。用于治疗急性细菌性痢疾。方中苦参性味苦寒,有清热解毒、燥湿、杀虫之功,对痢疾杆菌、大肠埃希菌、变形杆菌、乙型链球菌及金黄色葡萄球菌均有较明显的抑菌作用;木香辛香,行气止痛,二味同用有协同作用。也有用苦蘿香汤(苦参30克,蘿白10克,木香10克),腹痛甚者,加白芍、甘草;坠胀甚者,加枳壳。每日1剂。

处方2:蓼苋地锦汤。水蓼15克,马齿苋30克,地锦草20克。上药均全草新采,晒干。每日1剂,水煎,头、二煎上下午分服。

本处方功效是清热利湿,解毒。用于治疗急性细菌性痢疾。凡痢疾初起一二日,无兼证和明显虚弱的患者,给予2~3剂,即愈。方中三药都有抗痢疾杆菌作用,且有止血效果。民间用以治疗痢疾、肠炎。水蓼和马齿苋都有收缩子宫作用,孕妇忌用。

处方3:泻痢合剂。地锦草60克,凤尾草60克。每日1剂,水煎2~3次,分次口服。

本处方功效是清热利湿,解毒凉血。用于主治细菌性痢疾属肠炎湿热型。方中地锦草功能清热解毒,兼能止血。凤尾草清热利湿,凉血止血,兼有一定涩肠止泻作用。脾胃虚寒者及孕妇忌服。

处方4:二白苦艾汤。白头翁100克,白芍60克,艾叶30克,苦参100克。将上药洗净,用温蒸馏水浸泡一夜,首次用武火煎30分钟,过滤取汁,第二次再加冷水适量,文火煎10~60分钟,过滤取汁,二汁混合,再用文火煎煮浓缩至250毫升,加1%苯甲酸钠0.2毫升,放置1夜,再过滤密封备用。灌肠剂。成人1次用50毫升,儿童为每次2毫升/千克,做高位保留灌肠,每日2次;病重者每日3次,连用3日。

本处方功效是清热解毒,缓急、止痛。用于主治急性细菌性痢疾。方中以白头翁清热解毒,凉血止病为主;辅以苦参清热燥湿;白芍敛阴养血,缓急止痛;艾叶化湿止血。药仅 4 味,疗效较好,且无不良反应。

3. 康复处方

(1)急性期宜用流质饮食,如浓米汤、淡菜汤;少渣半流质饮食,如面片、粥。但不要饮牛奶,少用蔗糖,以免发酵而导致胀气。大便恢复正常后,可增加馄饨、软饭等。

(2)多喝水使每日排尿量达到 1 500 毫升以上。如呕吐严重,可暂停食物,减轻胃肠负担,给予静脉输液以补充水分及电解质。

蛔 虫 病

蛔虫病是由似蚓蛔线虫所引起的寄生虫病。主要寄生在人体的小肠,但偶尔也可异位寄生于人体其他部位而引起严重并发症。本病以儿童居多,临床多数患者无明显自觉症状。幼虫在体内移行引起呼吸道炎症与过敏症状,成虫在小肠内寄生引起消化不良、腹痛等胃肠功能紊乱。

蛔虫病的治疗可分为驱蛔虫治疗及并发症处理,但最根本的是驱虫治疗。

1. 西药处方

处方 1:阿苯达唑,400 毫克,一次顿服;或甲苯咪唑,500 毫克,一次顿服。

本处方适用于蛔虫病。阿苯达唑与甲苯咪唑抑制蛔虫摄取葡萄糖,导致糖原耗竭与 ATP 减少,使虫体麻痹,作用较慢,服药后第 2~4 日才排出蛔虫,一般无不良反应。

处方 2:噻嘧啶,500 毫克,一次顿服。

本处方适用于蛔虫病。噻嘧啶的作用为阻滞神经肌肉传导,可使蛔虫麻痹不动,驱虫作用快,儿童剂量按 10 毫克/千克,一次顿服。有轻度头昏、恶心、腹痛等不良反应。孕妇及有肝、肾、心脏功能不全的患者暂缓用药。

处方 3:哌嗪,3 克,空腹或晚上一次顿服,2 日为 1 个疗程。

本处方适用于蛔虫病。哌嗪具有抗胆碱能的作用。在蛔虫肌肉神经探头处阻止乙酰胆碱的释放,使虫体肌肉麻痹,其作用温和缓慢。儿童按 80~100 毫克/千克计算,偶有恶心、腹部不适及腹泻等不良反应,有肝、肾疾病及癫痫的患者忌用。

处方 4:左旋咪唑,150~200 毫克,一次顿服。

本处方适用于蛔虫病。左旋咪唑具有抑制蛔虫肌肉中琥珀酸脱氢酶的作用,导致肌肉能量产生减少,使虫体麻痹而被排出。儿童 2.5 毫克/千克,一次顿服。本药偶可引起中毒性脑病,应慎用。

2. 中药处方

中药方剂

处方 1:乌君汤。乌梅 20 克,使君子 15 克,川椒 6 克,生姜 6 克,黄连 9 克,大黄 9 克,槟榔 12 克,川楝子 12 克。每日 1 剂,水煎 2 次,分 3 次服。

本处方功效是驱蛔,行气,止痛。用于治疗蛔虫病急性腹痛。方中使君子有小毒,服食过量可引起呃逆,头晕,精神不振,甚则恶心,呕吐。用于儿童剂量酌减。

处方 2:苦酒承气汤。厚朴 15 克,枳实 12 克,茵陈 30 克,生大黄(后下)25 克,玄明粉(冲服)30 克,苦酒(米醋)35 毫升。以上为成人量,小儿酌减。每日 1 剂,厚朴、枳实、茵陈、大黄煎汤,便秘者煎药一沸即可,便溏者煮沸后再煎 5 分钟,玄明粉以药汤冲服。先饮苦酒,0.5~0.7 毫升/千克,再服汤药 100 毫升,日服 3 次。

本处方功效是通下泄热,安蛔。用于治疗胆道蛔虫病腑热实证。

处方3:姜汁饮。生姜30克。将生姜捣烂取汁,加开水20毫升冲服。适用于胆道蛔虫。

处方4:鲜苦楝树根水。鲜苦楝树根120克,洗净,不可去皮,切成短条,水煎服。每晚睡前服,红糖水为引,连服3个晚上为1个疗程。2～5岁每次1/3剂。6～10岁每服1/2剂。11～15岁每次2/3剂。16岁以上每次1剂。适用于蛔虫病。

处方5:南瓜子:南瓜子50克,白糖适量。把南瓜子放在锅内略炒,再加水250毫升,煎至100毫升,加白糖,空腹1次服下,每日1剂,连服2～3日。适用于蛔虫病。

绦 虫 病

绦虫病,全称肠绦虫病,是由各种绦虫寄生于人体小肠所引起的一类肠道寄生虫病。其中以猪带绦虫和牛带绦虫最为常见。猪肉绦虫病是由于生食或半生食含有猪囊虫的猪肉而患病,人为其终宿主,并且还可由于吞食其虫卵成为其中间宿主而患囊虫病。牛肉绦虫病系生食或半生食含有活的牛囊虫的牛肉进入人体后,在小肠中受胆汁的作用,虫头伸出,吸附在肠黏膜上而使人成为其终宿主。

临床症状轻重与感染虫数有关。虫数少者无症状,可在粪便中发现白色节片,或节片自肛门逸出,刺激肛门周围皮肤,引起局部不适、瘙痒。虫数多者症状较明显,主要为消化道症状,表现为脐周隐痛、食欲下降、恶心、消化不良、腹泻或便秘。有些患者食欲好或有饥饿感,但体重减轻、消瘦。部分患者可有头晕、头昏、失眠及磨牙或皮肤瘙痒。

1. 西药处方

处方1:吡喹酮,10毫克/千克,清晨顿服,1小时后服用硫酸镁。

本处方适合于绦虫病的驱虫治疗。吡喹酮眼囊虫病患者禁用。

处方 2:阿苯达唑(肠虫清),200 毫克,顿服,连服 6 日。

本处方适合于绦虫病的驱虫治疗。

处方 3:甲苯达唑,口服,每次 300 毫克,每日 2 次,连服 3 日。

本处方适合于绦虫病的驱虫治疗。

处方 4:氯硝柳胺,3～6 岁,每次 0.5～0.75 克,每日 2 次;7 岁以上,每次 1～1.5 克,每日 2 次,隔 1 小时 1 次,服完后 2 小时硫酸镁导泻。

本处方适合于绦虫病的驱虫治疗。氯硝柳胺药片宜嚼碎后吞服,少喝水,使药物在十二指肠上部达到较高浓度。服药后 2 小时可服硫酸镁导泻,儿童每岁 1 克。用于猪肉绦虫时于服药前加服镇吐药,以防节片破裂后虫卵释放至肠腔引起囊虫病。

处方 5:硫氯酚(别丁),每日 50 毫克/千克,分 2 次,间隔 30 分钟,服完后 3～4 小时服泻药。

本处方适合于绦虫病的驱虫治疗。硫氯酚驱绦虫时加服镇吐药防止呕吐,肝、肾、心脏病患者忌用。

处方 6:

20%甘露醇,口服,每次 1～2 克/千克;地塞米松,5～10 毫克,静脉滴注,每日 1 次,连用 3～7 日。

本处方适合于绦虫病降颅内压的治疗。绦虫病患者,应留 24 小时粪便寻找绦虫节片。无论使用何种驱绦虫药,排便时应坐在盛有水温与体温相同的生理盐水中排便,以免虫体遇冷收缩而不能全部排出。

2. 中药处方

中药方剂

处方 1:南瓜仁槟榔合剂。南瓜子(炒熟,去壳)30～120 克,槟榔 40～120 克。槟榔加水 400 毫升,煎成 200 毫升为 1 剂。治疗前 1 日晚上可进晚餐,次日早晨空腹嚼服南瓜仁,半小时后服槟榔煎剂,2小时后服硫酸镁20克,并饮水600～800毫升,午餐可照常进行。

本处方功效是驱虫。用于治疗绦虫病。方中南瓜子仁的有效成分南瓜子氨酸对绦虫有麻痹作用,与槟榔酸有协同作用。一般用生南瓜子仁。

处方2:雷丸散。雷丸500克。上药研成细末,过筛,装入褐色瓶内备用。成人1次量为30克,极量为50克,根据患者身体强弱及年龄增减用量。空腹时用适量凉开水调服。服药后从第一次大便中查白色虫团,寻绦虫头,有头则表示虫已排出。

本处方功效是驱虫。用于治疗绦虫病。方中雷丸对牛肉绦虫、猪肉绦虫和犬绦虫均有作用,临床服用基本可以根治。对肠道滴虫和钩虫也有效,雷丸忌高温,不入汤剂,煎服失效,不宜与酸性食物同服。

处方3:生南瓜子仁。生南瓜子仁150～300克。研为细粉,加适量白糖调味。患者于清晨分3次服下,每次50～100克,每次间隔1小时,服完后1小时,可服硫酸钠25克,绦虫就能自行排出。

处方4:鲜山楂槟榔。鲜山楂500～1000克,槟榔60克。将山楂洗净,下午3点开始零吃,每次5～6个,过段时间再吃,一直到晚上10时左右,把山楂吃完,不要吃饭。当天晚上用水浸泡槟榔,第二天早晨,煎取药液1小茶杯,饭前1次服下。

蛲 虫 病

蛲虫病是一种常见的寄生虫病,是由蛲虫寄生于人体引起的一种肠道寄生虫病。本病在我国古代早有记载。本病以肛周瘙痒为主要表现,多发于小儿。严重者可依寄生部位的不同而出现不同的并发症,如阑尾炎、盆腔炎、腹膜炎、肠梗阻等。

人是蛲虫唯一的终宿主,患者是唯一传染源,排出体外的虫卵即具有传染性。消化道是蛲虫的主要传播途径。由于蛲虫感染程度的轻重不同,异位寄生发生,临床上可以无明显的症状,也可表现出不同的症状、体征,甚至出现并发症。

甲苯咪唑和阿苯达唑为驱蛲虫的首选药物。如蛲虫膏、2%白降汞软膏涂于肛门周围,有杀虫和止痒的双重作用。

1. 西药处方

处方1:甲苯达唑(安乐士),200毫克,1次顿服。2周后重复1次。

本处方适合于蛲虫病的驱虫治疗。

处方2:阿苯达唑(肠虫清),200毫克,1次顿服。

本处方适合于蛲虫病的驱虫治疗。

处方3:恩波吡维铵(扑蛲灵),每次5毫克/千克,睡前1次顿服,总量不超过0.25克,2周后重复1次。

本处方适合于蛲虫病的驱虫治疗。扑蛲灵口服后粪便可染成红色。

处方4:枸橼酸哌嗪(驱蛔灵),口服,每日60毫克/千克,分2次,每日量不超过2克,连服7~10日。

本处方适合于蛲虫病的驱虫治疗。

处方5:2%氧化氨基汞(白降汞)软膏,涂搽。

本处方适合于蛲虫病的局部治疗。本处方涂于肛周,可止痒杀虫。

处方6:10%氧化锌软膏,涂搽。

本处方适合于蛲虫病的局部治疗。本处方涂抹肛周,具有收敛、保护皮肤作用。

处方7:蛲虫膏(含百部浸膏30%,甲紫0.2%),涂搽,连用3~5日。

本处方适合于蛲虫病的局部治疗。本处方涂于肛周和肛内。

处方 8:3％噻嘧啶软膏,涂搽,1～1.5 克,连用 1 周。

本处方适合于蛲虫病的局部治疗。本处方每晚睡前以温水洗净肛门周围,先挤出软膏少许涂于肛门周围,再轻轻插入肛内挤出软膏 1～1.5 克即可,连用 1 周。局部处理和防止小儿再次污染手后食入是防止重复感染的重要措施,否则,会反复感染,影响小儿的生长发育。

2. 中药处方

中药方剂

处方 1:槟丑君鸡蛋煎。槟榔(炒)15 克,黑、白丑(炒)各 50 克,使君子仁(炒)10 克。上药共为末。用香油煎蛋 1 枚,摊成饼状,只煎其一面。趁热将药末适量撒在蛋面上。蒸熟后卷成筒状,于早晨空腹 1 次服完。用药量:6～9 岁每次 4 克,10～14 岁每次 6 克,15～19 岁每次 8 克,每隔 2 日服 1 次,3 次为 1 个疗程。若 1 个疗程不愈者,隔 20 日行第二个疗程。

本处方功效是驱虫。用于治疗蛲虫病。

处方 2:百部煎液。生百部(切碎)30 克(此系小儿 1 日量,成人加倍)。上药加水 200 毫升,煎沸后文火再煎 30 分钟,熬成约 30 毫升,于夜间 11 时左右做保留灌肠,10～12 日为 1 个疗程。

本处方功效是驱虫。用于治疗蛲虫病。

处方 3:热姜水。生姜适量。将生姜洗净,切成薄片,放入热水中浸泡 20 分钟。每天睡前,先用热姜水清洗肛门周围,然后再饮用热姜水 1～2 杯,持续 10 天左右。

处方 4:花椒熏洗。花椒 120～150 克。水煎,趁热熏洗肛门。

处方 5:玉米根水。玉米根数颗。洗净,水煎服,每日 3 次。